2016

奥咨达医疗器械行业蓝皮书

2016 Aozida Yiliao Qixie Hangye Lanpishu

张峰 李强 编著

U0396473

华南理工大学出版社
SOUTH CHINA UNIVERSITY OF TECHNOLOGY PRESS

·广州·

图书在版编目（CIP）数据

2016 奥咨达医疗器械行业蓝皮书/张峰，李强编著. —广州：华南理工大学出版社，2017.4（2017.10 重印）

ISBN 978 - 7 - 5623 - 5204 - 4

I.①2… II.①张… ②李… III.①医疗器械 - 研究报告 - 中国 - 2016 IV.①F426.7

中国版本图书馆 CIP 数据核字（2017）第 051246 号

2016 奥咨达医疗器械行业蓝皮书

张峰　李强　编著

出 版 人：卢家明
出版发行：华南理工大学出版社
（广州五山华南理工大学 17 号楼，邮编 510640）
http：//www. scutpress. com. cn　　E-mail：scutc13@ scut. edu. cn
营销部电话：020 - 87113487　87111048（传真）
策划编辑：龙　辉
责任编辑：李晓丹　龙　辉
印 刷 者：虎彩印艺股份有限公司
开　　本：787mm×960mm　1/16　印张：7　字数：113 千
版　　次：2017 年 4 月第 1 版　2017 年 10 月第 2 次印刷
定　　价：35.00 元

前　言

新年伊始，万象更新！挥手2016，喜迎2017！

奥咨达医疗器械服务集团（以下简称"奥咨达"）作为中国领先的医疗器械合同研究组织（Contract Research Organization, CRO），医疗器械法规、信息、咨询综合服务提供商，首次发布自己的蓝皮书。我们竭尽所能从医疗器械行业不同的侧面来呈现2016年中国医疗器械行业的状况，阐析国内外医疗器械行业的发展趋势，为医疗器械相关企业和资本提供一个未来发展方向的参考。

2016年是医疗器械行业法规走向完善化、产业规范化发展的一年。

在这一年里，中国经济在L形的底部前行，国家在改革开放30多年后，进行了艰难的产业升级和经济结构调整。

在这一年里，国家"十三五"规划正式出台，高性能医疗器械被确定为重点发展领域之一；"健康中国"战略落地，为医疗器械行业带来利好，中国医疗器械行业迎来了发展的黄金阶段。

在这一年里，《医疗器械临床试验质量管理规范》正式颁布，为医疗器械临床试验的开展提供了更完善的法规保障。与此同时，多项工作指导性文件、重要技术指南性文件、专项产品指导原则的出台，使得行业的规范和监管达到了一个新的高度，也为整个医疗器械行业的健康发展奠定了坚实的基础。

在这一年里，医疗器械领域的投资并购持续火热，行业内多起超千万美元的融资已顺利完成，动辄千万甚至过亿元资本的流入反映了医疗器械行业正处于一个蓬勃发展阶段。中国医疗器械行业正以其巨大的市场商机和行业前景吸引着众多的企业家和投资者。

在中国医疗器械行业大发展的时期，谁能迅速把握行业宏观发展方向，了解政策法规导向，洞悉资本动态，谁就有机会抓住新的历史发展机遇。作为全球领先的医疗器械行业综合服务提供商，奥咨达对 2016 年中国医疗器械行业发展的总体概况进行了简要回顾，力求通过对政策法规的汇总与解读、行业进展的梳理与解析、资本动态的盘点与分析来展现行业发展脉络，为广大医疗器械企业及从业者提供参考。

本蓝皮书共分为五个章节：

第 1 章：从医疗器械的定义、生命周期四要素、行业发展规模来阐述医疗器械行业的基本概况；

第 2 章：重点阐述医疗器械 GCP、GMP、GSP 的相关进展；

第 3 章：总结行业法规发布概况以及年度产品注册收费与审批结果概况；

第 4 章：介绍资本界在医疗器械领域的动态及投融资热点；

第 5 章：奥咨达对中国医疗器械行业未来十年发展的预测。

由于编者在知识体系上存在一定的局限性，本书如有不完善之处，真诚地欢迎广大读者对书稿内容提出宝贵意见。

奥咨达医疗器械行业蓝皮书专家组

2016 年 12 月 31 日

目　录

第1章 医疗器械行业基本概况

1.1 医疗器械的奥氏定义

谈到医疗器械，你首先会想到什么呢？相信大部分人会想到体温计、血压计、轮椅等常见家用医疗器械；而熟悉医院的人还会联想到做检查时接触到的真空采血管、超声、X光机等。没错，这些都是医疗器械。可是你是否知道避孕套、隐形眼镜、电动牙刷、早孕测试棒这些也是医疗器械？医疗器械包含范围那么广，应该如何界定呢？或许我们可以从全球对医疗器械的定义来分析，加深对医疗器械行业的理解。

1.1.1 美国对医疗器械的定义

首先，我们来看看美国医疗器械监管部门、美国食品药品监督管理局（Food and Drug Administration，FDA）对医疗器械的定义[1]：

医疗器械是指符合以下条件的仪器、设备、器具、机器、用具、植入物、体外诊断试剂或校准器，或者其他相似或相关物品，包含零部件或配件，它是：

记载于正式的国家处方，或美国药典，或其附录；

疾病的诊断、预防、监护、治疗或者缓解，作用于人类或者其他动物。

影响人体或其他动物的结构或功能，并且不是通过在人体或动物体内的化学反应来达到既定预期用途，也不是依靠产生代谢变化来获得任何其既定预期用途。

美国是全球最大的医疗器械市场，市场价值极高，只有符合以上定义的产品方被看作医疗器械。在此定义下，不仅医院内各种仪器与工具，就连消费者可在一般商店购买的眼镜框、眼镜片、牙刷与按摩器等都属于 FDA 管理范围。

1.1.2　欧盟对医疗器械的定义

欧盟是另一个医疗器械大市场。欧盟医疗器械指令 MDD（93/42/EEC）对医疗器械的定义：

制造商预定用于人体以下目的的任何仪器、装置、器具、材料或其他物品，无论它们是单独使用还是组合使用，包括为其正常使用所需的软件：

——疾病的诊断、预防、监视、治疗或减轻；

——损伤或残障的诊断、监视、治疗、减轻或修补；

——解剖学和生理过程的探查、替换或变更；

——妊娠控制。

医疗器械不是通过药理学、免疫学或代谢作用等方式在人体内或人体上达到其预定的主要作用，但这些方式有助于其功能的实现。

由于欧盟对体外诊断试剂和有源植入医疗器械另有特殊要求，所以该定义并不包含以上两类，但该定义的描述也基本囊括了大部分的医疗器械。同时，该定义与国际通用的 ISO 13485 标准也十分类似。

1.1.3 ISO 13485 对医疗器械的定义

全球广泛使用的医疗器械质量管理体系 ISO 13485 对医疗器械下的定义：

制造商的预期用途是为下列一个或多个特定目的用于人类的，不论单独使用或组合使用的仪器、设备、器具、机器、用具、植入物、体外试剂或校准器、软件、材料或者其他相似或相关物品。这些目的是：

——疾病的诊断、预防、监护、治疗或者缓解；

——损伤的诊断、监护、治疗、缓解或者补偿；

——解剖或生理过程的研究、替代或者调节；

——支持或维持生命；

——妊娠控制；

——医疗器械的消毒；

——通过对取自人体的样本进行体外检查的方式来提供医疗信息。

其作用于人体体表或体内的主要设计作用不是用药理学、免疫学或代谢的手段获得，但可能有这些手段参与并起一定辅助作用。

1.1.4 中国对医疗器械的定义

2014 年，国务院颁布了医疗器械行业最高级别的法规性文件——《医疗器械监督管理条例》，其中对医疗器械的定义是：

医疗器械，是指直接或者间接用于人体的仪器、设备、器具、体外诊断试剂及校准物、材料以及其他类似或者相关的物品，包括所需要的计算机软件；其效用主要通过物理等方式获得，不是通过药理学、免疫学或者代谢的方式获得，或者虽然有这些方式参与但是只起辅助作用；其目的是：

    ——疾病的诊断、预防、监护、治疗或者缓解；

    ——损伤的诊断、监护、治疗、缓解或者功能补偿；

    ——生理结构或者生理过程的检验、替代、调节或者支持；

    ——生命的支持或者维持；

    ——妊娠控制；

    ——通过对来自人体的样本进行检查，为医疗或者诊断目的提供信息。

通过对比可知，我国基本沿用了 ISO 13485 对医疗器械的定义，充分表明国家推动医疗器械行业国际化的决心。

1.1.5　医疗器械的奥氏定义

以上是几个具有代表性的官方医疗器械定义，客观来说都比较复杂难记。

作为中国医疗器械咨询行业的创建者，为了推动医疗器械行业的市场普及，让更多的人了解医疗器械行业、认识医疗器械行业、推动医疗器械行业发展，奥咨达依据多年以来的行业经验以及对医疗器械的深刻理解，总结了一个简洁易懂的定义，可以帮助大家快速理解和记忆什么是医疗器械。

奥氏医疗器械定义：在医院，除了人（患者和医护）和药品，基本都是医疗器械。

1.2　医疗器械生命周期四要素

医疗器械的生命周期是指医疗器械从研发到诞生、使用直至报废的全过程。医疗器械作为保障人的健康、避免人身伤害的特殊产品，绝大多数国家都采取了强制性的法规监管，加强对医疗器械产品生命周期的管理，以确保产品的安全、有效和质量可控。这使得医疗器械区别于普通商品，在医疗器械生命周期管理中，颁布了很多针对研发、生产、注册、销售方面的法规监管要求，要求在研发阶段保证医疗器械的科学性、生产阶段保证医疗器械的持续稳定性、注册阶段证明医疗器械的安全性和有效性、销售阶段决定器械的市场生命周期。

因此，研发、生产、注册、销售是医疗器械生命周期的四个关键要素。

1.2.1　医疗器械的研发

医疗器械不同于其他一般的产品，在研发过程中有着自己独特的特点。

首先，医疗器械设备研发具有难度大、跨学科的特点。现代医疗器械的研发是知识密集、综合性、技术含量很高的产业，不仅涉及医学、机械，还涉及计算机、生物材料、信息、核技术、超导等多个学科，这使得医疗器械的研发难度比一般的工业产品大。

其次，医疗器械的研究还具有研发周期长、投资大、风险大的特点。一个新产品从预研到样机试制，再到动物实验、测试转化以及后期的临床试验和注册报批，整个过程往往需要两年以上。这个过程需要投入的资金大、周期长，因此风险巨大。

第三，医疗器械的研发还具有质量要求高、法规要求严格的特点。医疗器械关系着人的身体健康，一旦出现问题，面临的不仅仅是巨额的赔偿，还很可能造成严重的生命危险，要负刑事责任。所以，医疗器械的市场准入和质量监管十分严格。

综上可知，医疗器械研发有难度大、风险高、周期长、投资大、质量要求高、法规要求严格等特点。市场需求驱动，政府产业政策引导，产学研结合，社会资金参与，都对产品研发起到重要作用。同时，高风险、高投入、高回报的行业特性，使得医疗器械的研发需要以企业为主体，政府部门、研究机构、检验检测机构、临床单位、金融机构、产业咨询、行业协会等相关组织有机的结合。研发的成效在一定程度上取决于这个生态环境的系统完整性及其成熟程度。

1.2.2 医疗器械的生产

医疗器械是救死扶伤、防病治病的特殊产品，其质量的基本要求是安全有效、可控。医疗器械的生产是医疗器械产业的基础，抓好医疗器械生产环节的监管，是保障医疗器械安全、有效的关键一步。近年来，国际上对医疗器械的监管重点呈现出从产品质量检测向生产质量体系检查转移的趋势。各国政府纷纷通过政策或法规的手段进一步加强对医疗器械生产企业的监督管理，确保上市医疗器械的安全有效。如美国通过实施医疗器械 GMP、欧盟采用医疗器械指令等法规来对医疗器械生产企业提出法规要求。因此，在医疗器械生产环节既需要建立质量体系，也需要特别关注法规要求。

1.2.2.1 ISO 13485 标准

ISO 13485 标准作为全球医疗器械行业应用最广、认知度最高的质量管理体系标准，对全球医疗器械产业的发展和规范管理起到了无可替代的重要指导作用。ISO 13485 标准的名称为《医疗器械质量管理体系用于法规的要求》。该标准科学、系统、全面而又恰当地提出了对医疗器械组织的管理要求。它从客观上提出了医疗器械组织在技术和管理上要具备一种能力，这种能力能够保证稳定地提供合格的医疗器械产品，或者说满足顾客需求和法规要求的安全有效的医疗器械产品。标准中的所有内容都是对医疗器械组织在质量管理体系方面提出的要求，至于如何达到这些要求，标准中没有给出任何方法。因此，只有准确和充分理解标准的每一条款，结合组织自身的特点建立和实施质量管理体系，并以标准的要求为准绳来评价组织质量管理体系的符合性和有效性。

1.2.2.2 《医疗器械生产质量管理规范》要求

我国政府根据医疗器械生产企业实际情况，制定《医疗器械生产质量管理规范》（Good Manufacturing Practice，GMP），提出法规要求和质量体系要求，以确保国产医疗器械的安全有效，为人民健康安全负责。医疗器械 GMP 作为法规要求，是对《医疗器械监督管理条例》中关于医疗器械生产企业开办条件和质量体系要求的细化，是对生产企业市场准入的强制要求。凡已颁布并开始实施医疗器械 GMP 实施指南的品种，其检查合格结果作为核（换）发《医疗器械生产企业许可证》的必备条件，同时也是各级药品监督管理部门进行监督检查的法定依据。GMP 管理包括：机构与人员、厂房与设施、设备、文件管理、设计开发、采购、生产管理、质量控制、销售和售后服务、不合格产品控制。

1.2.3 医疗器械的注册

医疗器械注册，是食品药品监督管理部门根据医疗器械注册申请人的申请，依照法定程序，对其拟上市医疗器械的安全性、有效性及其结果进行系统评价，以决定是否同意其申请的过程。医疗器械产品注册旨在通过监管部门的市场准入审批，获得合法的上市通行证。因此，医疗器械注册需要特别关注监管部门的法规要求。医疗器械注册包括：生产厂房的基础建设、生产设备和检验设备的配备、质量体系和产品技术要求的建立、动物实验、产品检测、人体临床试验、注册文件编写等过程，涉及医疗器械制造商、政府或者第三方监管机构、医院、检测机构、第三方服务商等等。

医疗器械产品的注册过程包括申请企业需做的前期工作、申请受理、技术审评、行政审评、证件发放五个环节。我国按照风险程度对医疗器械实行分类管理，按照医疗器械类别和生产所属地的不同，由不同级别的食品药品监督管理部门负责注册，具体见表1-1。

表1-1　医疗器械产品的注册部门

产品类别	注册部门
境内Ⅰ类医疗器械	设区的市级食品药品监督管理部门
境内Ⅱ类医疗器械	省、自治区、直辖市食品药品监督管理部门
境内Ⅲ类医疗器械	国家食品药品监督管理总局
境外医疗器械（含台港澳）	国家食品药品监督管理总局

来源：奥咨达整理。

医疗器械注册管理是指对研发的医疗器械产品在使用中的安全性和有效性进行符合性认定，是建立医疗器械生产质量控制和市场监督机制的依据。通过对医疗器械的注册管理，对批准的产品给予特定的标志（注册号）并建立技术档案，形成上市后对该产品市场监督的依据。因此，医疗器械产品注册是联系产品研发和产品上市销售的关键纽带。

1.2.4　医疗器械的销售

随着经济的发展、人口的增长、社会老龄化程度的加剧，以及人们保健意识的不断增强，全球医疗器械市场需求持续快速增长。2015年全球医疗器械市场规模约3 840亿美元，占全球医药市场规模的33%。近年医疗器械市场规模的增长速度持续高于药品市场，预测该趋势仍将持续。从全球范围来看，医疗器械的投资周期较短，投资回报非常可观。医疗器械市场销售需要特别关注以下特点。

1.2.4.1　品种多样化和个性化程度高

器械产品纷繁复杂，多样化和个性化程度高。因为品类的多样性，导致每一个单产品的市场规模都较小。因为较多的器械研发灵感来自临床医生，企业与医生共同研发，在现有产品基础上进行改进能够衍生出非常多的新品，个性化的程度也很高。为某一类型的病人定制产品的案例不在少数。

其次，器械产品更新换代很快，单品体量小。新技术、新材料、新方法导致产品推陈出新的速度也比药品快，即使是在原有产品上更新换代，单品规模仍然较小。小众而多样化决定了医疗器械单体扩张的难度加大，单个品种市场规模很容易碰到顶板。

1.2.4.2　品牌营销的影响力较大

在医院，医生对医疗器械的话语权较大。一旦医生对某个品牌的器械使用形成习惯，往往难以用其他品牌产品去更换。因为一个医生用惯了一个器械，操作熟练了，效果会更好。如果突然更换一个器械，操作不熟练，器械效用难以充分发挥。如果引进一个新品牌的器械，医生需要较长时期的学习、适应，这对于每天都有繁忙的医疗工作的医生来说是不现实的。所以，先进入医院，树立起品牌形象的公司相对于后来的公司会有很大的竞争优势。目前国产器械进入医院，就面临着外资大公司在医院已经具有先发的品牌优势的阻碍[2]。

1.2.4.3　医疗器械销售需要重视售后服务

医疗器械涉及医药、机械、电子等多个学科，新技术发展较快，在使用过程中往往需要不断改进，因此医疗器械公司不仅仅是销售商品，应该更加注重售后服务。比如大型医用装备往往需要保养、维修等售后服务。售后服务不仅能够建立品牌的忠诚度和美誉度，还能够获得及时、有效的产品改进意见。在售后服务过程中，生产商可以和使用者充分地沟通，了解产品的优劣势以及使用者未满足的需求，这可以为下一步的产品开发提供基础。此外，售后服务也是很重要的盈利来源，因为在售后服务过程中，客户在零配件方面没有太大选择的余地，价格敏感度也不会太高。因此及时有效的售后服务可以提升产品销售的整体效益。

1.3　医疗器械行业规模

医疗器械行业是事关人类生命健康、多学科交叉、知识密集、资金密集型的高技术行业。随着全球老龄化的发展，以及近年来新技术不断出现和新技术在医疗器械行业的快速渗透，医疗器械行业始终保持着较快的增速。如今，医疗器械行业已成为全球经济中发展最快、贸易往来最活跃、人均产值与行业利润率都居前列的行业之一。

1.3.1　全球医疗器械行业市场规模

根据 Evaluate Med Tech 的统计，2015 年全球医疗器械销售额为 3 903 亿美元，2011—2015 年全球医疗器械销售额稳步增长，复合增长率为 1.90%。基于 120 家医疗器械行业内领先公司的数据测算，2015—2020 年世界医疗器械产业复合年均增长率将达到 5%，到 2020 年市场规模达到 5 140 亿美元。根据此增速测算，2016 年全球医疗器械销售额为 4 063 亿美元[3]。2011—2016 年全球医疗器械销售额见图 1 - 1。

全球医疗器械行业集中度较高，欧盟医疗器械委员会统计数据显示，美国、欧盟、日本共占据全球医疗器械市场超八成的份额。其中，美国是全球最大的医疗器械生产国和消费国，消费量占全球的 40% 以上。目前，排名前 25 位的医疗器械公司的销售额合计占全球医疗器械总销售额的60%。

随着核心技术难关的逐步突破，加上人力成本等相对优势，亚洲地区日渐晋升为全球最具发展潜力的市场。以中国、印度为代表的亚洲新兴国家医疗器械行业表现突出，年复合增速甚至超过20%，显著高于发达国家的增长水平。

全球医疗器械产业区域分布格局见表1-2。

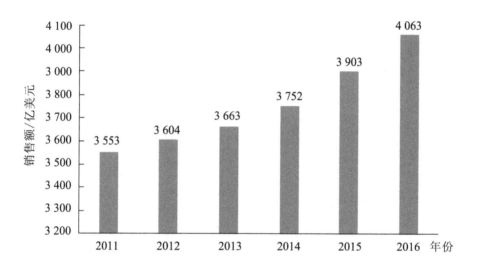

数据来源：中商产业研究院，奥咨达整理。

图1-1 2011—2016年全球医疗器械销售额

表1-2 全球医疗器械产业区域分布格局

类型	国家及地区
主要生产国	美国、德国、荷兰、日本、中国
主要消费国	美国、中国、日本、英国、加拿大
主要出口国	美国、中国、德国、日本、荷兰

来源：欧盟医疗器械委员会，奥咨达整理。

1.3.2 中国医疗器械行业市场规模

中国医疗器械产业的发展令世界瞩目。尤其是21世纪以来，中国医疗器械产业整体步入高速增长阶段，销售总额从2001年的179亿元到2014年的约2556亿元，增长了13.28倍，国内医疗器械市场规模大大高于全球增速，成为仅次于美国的全球第二大医疗器械市场。我国医疗器械2015年总销售额约为3080亿元，2015—2020年医疗器械市场将保持20%的增速。根据此增速测算，2016年中国医疗器械销售额为3696亿元。

2010—2016年中国医疗器械市场规模如图1-2所示。

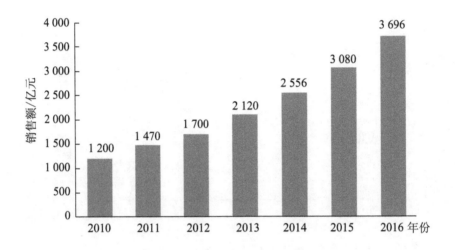

数据来源：中商产业研究院，奥咨达整理。

图1-2 2010—2016年中国医疗器械销售额

随着我国医疗器械产业的发展，全国已形成了几个医疗器械产业聚集区和制造业发展带，珠江三角洲、长江三角洲及京津冀环渤海三大区域成为本土三大医疗器械产业聚集区。据不完全统计，三大区域医疗器械总产值之和及销售额之和均占全国总量的80%以上。因为各区域自身所具有的条件不同，这三大产业聚集区又呈现出各自不同的地域特点。中国医疗器械产业的区域分布格局如表1-3所示。

表1－3　中国医疗器械产业区域分布格局

区　域	特　点
京津冀环渤海区域	数字化医疗设备具有优势集群，产品如：DR、MRI、数字超声、加速器、计算机导航定位医用设备等
长江三角洲区域	产业发展迅速、中小企业活跃，材料类、机械类产品优势明显，一次性医疗器械和耗材的占有率超过国内市场的一半
珠江三角洲区域	综合性高科技医疗器械产品是其强项，主要产品有监护设备、超声诊断、MRI等医学影像设备，伽玛刀、X刀等大型立体定向放疗设备、肿瘤热疗设备等

来源：中国医疗器械网，奥咨达整理。

1.3.3　中国将成为全球医疗器械制造中心

经过多年快速发展，我国医疗器械行业已初具规模，也涌现了像迈瑞、华大基因、威高等一批具有国际影响力的企业。在经济全球化的大背景下，企业加强国际协作，立足全球配置资源的需求日益迫切。中国有着丰富的资源、较低的人力成本、完善的产业配套和巨大的市场潜力，正成为"世界的制造工厂"。全球多家医疗器械产业巨头在中国设立子公司或将生产制造部门甚至研发部门迁至中国。在与国际企业竞争的过程中，我国优秀的医疗器械企业快速成长，逐渐具备参与国际竞争的综合实力和技术水平，中国将逐渐发展成为全球医疗器械制造中心。（将在第五章节做详细描述）

第 2 章　中国医疗器械 GCP、GMP、GSP 进展

2.1　2016 年中国医疗器械临床试验面临重大变革

　　医疗器械广泛应用于疾病的预防、诊断、治疗、监护、康复等医疗卫生技术领域。但是，与药品一样，医疗器械在给人们带来健康福音的同时也有一定的潜在风险。因此，世界各国在医疗器械上市前，都要对其进行严格的审查，其中临床试验就是验证医疗器械上市前安全性和有效性的核心内容之一。

　　由于法规和监管的不完善，中国医疗器械临床试验行业走过了一段无序生长期。2016 年中国医疗器械临床试验行业迎来了根本性的变化，《医疗器械临床试验质量管理规范》的正式出台，为行业的质量管理指明方向的同时，也提供了行业监管的依据；从国家到地方的临床试验核查，有力地打击了临床试验造假的行业痼疾。中国医疗器械临床试验正在上演一场行业规范化的变革。

2.1.1　医疗器械临床试验行业现状

2.1.1.1　国际的行业监管情况

　　国际上对医疗器械临床试验的监督管理非常重视。ISO（国际标准化组织）专门制定了医疗器械临床试验标准 ISO 14155。ISO 14155 标准是用于世界范围内医疗器械的临床研究标准，其主要内

容是评价医疗器械在人体应用的安全性并确认其使用的有效性。

目前，国际上通用的优良临床试验质量管理规范（Good Clinical Practice，GCP）是 ICH – GCP。人用药品注册技术要求国际协调会（International Conference on Harmonization of Technical Requirements for Registration of Pharmaceuticals for Human Use，ICH）是由欧盟、美国、日本三方成员国于 1990 年共同发起成立，对三方成员国家的人用药品注册技术要求的现存差异进行协调的国际组织。ICH 在国际临床试验规范化管理中起着非常重要的作用，目前，全球范围的多中心临床试验，尤其是国际多中心临床试验基本以 ICH 和世界卫生组织（World Health Organization，WHO）的各项指导原则为标准。因此，全球各国在制定本国的医疗器械临床试验质量规范时均会参考 ICH – GCP。

1962 年，美国政府颁布了《美国 Hefauver – Hatris 药品修正案》，对临床试验管理进行了规范。美国食品药品监督管理局（U. S. Food and Drug Administration，FDA）在 1996 年还发布了 GCP。现在，部分 II 类和 III 类医疗器械产品在美国申请上市前批准（PMA）时，都要求提交临床研究报告。

欧盟于 2003 年发布了医疗器械临床数据评价制造商和授权机构指南（MEDDEV. 2. 7. 1）。MEDDEV. 2. 7. 1 对医疗器械临床试验方案及数据统计学分析有原则要求，为进行 CE 注册的医疗器械企业提供了临床评价的指南。MEDDEV. 2. 7. 1 属于指南文件，没有实施期，截至 2016 年底，指南已进行了第四次修订。

2. 1. 1. 2 我国的行业监管情况

我国关于医疗器械临床试验的行业标准是 YY/T 0297，该标准等同采用国际标准 ISO 14155。由于 ISO 14155 旨在满足不同国家、地区以及国际管理法规中的技术层面的基本要求，而不包括法律法规性的要求，相应的 YY/T 0297 也是如此。因此，为加强医疗器械临床试验的管理，保障受试者权益，我国还制定了医疗器械临床试验方面的法规。

2004 年 1 月 17 日，国家食品药品监督管理总局（China Food and Drug Administration，CFDA）发布了《医疗器械临床试验规定》，成为第一部专门针对我国医疗器械临床试验的管理性文件和指导文件。该规定明确了试验的方案和报告格式，但对于如何选择临床试验机构、如何进行临床试验，以及如何使用文献数据和历史资料等相关内容未进行详细说明。

2016 年 3 月 23 日，CFDA 同卫生和计划生育委员会（卫计委）重磅发布《医疗器械临床试验质量管理规范》（医疗器械 GCP），取代了 2004 年的《医疗器械临床试验规定》。从此，开启了医疗器械临床试验质量监管的高标准时代。

2.1.1.3　我国医疗器械行业存在的主要问题

1. 行业监管有待提升

虽然《医疗器械临床试验质量管理规范》（医疗器械 GCP）已正式发布实施，但是 GCP 的贯彻与落实仍有很长一段路要走。我国针对医疗器械临床试验的管理还处于初级阶段，大部分临床试验的申办企业乃至研究机构都缺乏 GCP 管理的意识。同时，监管方面的法律法规体系仍需完善。例如在对临床试验机构、合同研究组织（Contract Research Organization，CRO）的法律责任界定仍需进一步明确。此外，临床试验项目运行中也需要加强监管，对不合法的情况，特别是造假行为需要严厉惩处，加强警戒以便形成完整的医疗器械临床试验监管体系。

2. 临床试验机构数量和能力有限

医疗器械临床试验的开展，需要在监管部门批准的临床试验机构进行。然而，由于医疗器械的临床试验机构资质认定结果还没有正式发布，因此到目前为止，医疗器械的临床试验机构仍然是借鉴药物临床试验的机构目录。当前，获得药物临床试验机构资格认定证书的医疗机构有 400 余家，这远不能满足大量的药物及器械临床试验需求。此外，并非所有的药物临床试验机构均能够或者愿意承担医疗器械的临床试验项目，因此，申办方经常会遇到找不到合适的临床试验机构的困难，尤其是在临床试验机构分布很少的地区开展临床试验。

3. 行业人才资源匮乏

一个好的医疗器械临床试验的实施需要大量的多学科背景的人才参与，其中包括对医疗器械研发和生产非常熟悉的技术专家，对医院临床工作非常熟悉和擅长的临床医生，对试验数据统计分析十分精通的统计师，对临床试验的基础学科——循证医学有深刻理解的学术专家。只有这四方面的人才齐备，才可以实施一个高水平的医疗器械临床试验。由于医疗器械临床试验行业在中国刚刚兴起，以上领域的人才本来就非常紧缺，而有能力汇集以上四方面人才来进行医疗器械临床试验的公司更可谓屈指可数。因此，人才匮乏是制约中国医疗器械行业发展非常关键的因素。

4. 临床试验组织和实施不到位

虽然我国医疗器械 GCP 明确了实施者职责，如：向医疗机构提供医疗器械临床试验须知，与医疗机构共同设计、制定医疗器械临床试验方案，对医疗器械临床试验人员进行培训，等等。但实际工作中有些企业缺少真正懂得临床试验的人员，有的甚至对 GCP 一知半解。这些都直接影响整个临床试验项目，从而出现了一系列不规范的情况。例如：对参与临床试验的人员培训不到位；临床试验方案缺乏科学性和可操作性等。

5. 项目不规范、数据造假的情况比较严重

当前中国医疗器械临床试验行业存在着法规不完善、监管不到位、对违法违规行为处罚力度比较轻的情况，加之中国临床试验 CRO 公司缺乏准入标准，大量不良企业恶性竞争，因此，项目不规范、数据造假的行业乱象比较突出。

一方面，临床试验机构数量太少，与每年需要开展临床试验的项目数量严重不匹配，导致临床试验机构不堪重负，影响临床

试验的质量、规范。另一方面，由于对违法行为处罚力度较轻，有些企业受经济利益驱动而造假。因为临床试验数据造假可大幅度降低产品注册成本，同时缩短注册时间，还是获得注册所需的临床试验报告完美的形式。再者我国目前医疗器械审评资源非常有限，评审人员往往无暇考究技术资料的真实性。

2.1.2　行业进入规范期、整顿期

2.1.2.1　2016年《医疗器械临床试验质量管理规范》正式出台

我国医疗器械临床试验质量得不到有效的控制。医疗器械临床试验的范围过大、临床试验基地设置不够合理、试验过程得不到有效监管等诸多不足对于医疗器械行业的牵绊作用已经逐渐显现。2004年，原国家食品药品监督管理总局发布了《医疗器械临床试验规定》，该规定对规范医疗器械临床试验发挥了积极的作用。但随着对医疗器械临床试验认知的不断深入，其不足也逐步显露，如该规定过于粗放，条款不够全面和清晰，而且随着生物技术、电子信息技术和新材料科学技术的迅速应用，该规定已难以满足目前医疗器械临床试验管理要求。尽快制定适合我国实际情况，具有较强指导性和操作性的管理规范十分必要。

早在2012年，我国已开始发布《医疗器械临床试验质量管理规范》的征求意见稿。经多方的反馈与修改，终于在2016年3月23日，CFDA同卫生与计划生育委员会（卫计委）颁布了《医疗器械临床试验质量管理规范》。与此同时，CFDA又连续发布了对规范的解读以及配套的表格申请范本两个规范性文件。《医疗器械临床试验质量管理规范》于2016年6月1日正式施行。中国版的医疗器械GCP终于正式落地。GCP的出台将成为我国医疗器械临床试验质量管理走向高标准的开始，也将对未来医疗器械行业的发展产生深远的影响。

2.1.2.2　自查、核查启动，行业进入大整顿时期

数据造假、管理不规范的行业乱象已发展成为临床试验行业的痼疾，严重危害行业的健康发展，也对人民群众的用械安全埋下非常大的隐患，临床试验行业到了必须整顿的关键时刻。

为贯彻落实《国务院关于改革药品医疗器械审评审批制度的意见》要求，加强医疗器械临床试验监督管理，查处临床试验违法违规尤其是弄虚作假行为，强化申请人和临床试验机构的法律意识、诚信意识、责任意识和质量意识，继 2015 年 7 月 22 日 CFDA启动药品临床试验核查之后，2016 年 1 月 CFDA 也敲响了医疗器械临床试验核查的钟声。

1. CFDA 核查工作进展

● 2016 年 1 月 21—22 日　全国医疗器械监督管理工作会议上提出 2016 年将适时组织开展临床试验数据真实性、合规性和完整性监督抽查，加强虚假临床试验资料举报的有因核查。

● 2016 年 2 月 27 日　CFDA 对日本富士瑞必欧株式会社的乙型肝炎病毒核心相关抗原（HBcrAg）检测试剂盒进行了监督检查，发现其注册申报所提交的临床试验数据存在真实性等问题，所以该试剂盒被判定不予注册。这是首个因临床试验数据存在真实性问题而不予注册的医疗器械产品。

● 2016 年 3 月 23 日　CFDA 同卫生与计划生育委员会（卫计委）制定颁布了《医疗器械临床试验质量管理规范》。在同一天，总局又连续发布了对规范的解读以及配套的表格申请范本两个规范性文件。

● 2016 年 4 月 7 日　CFDA 颁发了《关于贯彻实施〈医疗器械临床试验质量管理规范〉的通知》，强调要加强临床试验日常监督检查，各省级食品药品监管部门对行政区域内申办者自 2016 年 6 月 1 日起开展的医疗器械临床试验，应严格按照《医疗器械临床试验质量管理规范》的原则及要求适时开展日常监督检查。

● 2016 年 4 月 12 日　CFDA 发布了《关于征求医疗器械临床试验现场检查程序和检查要点意见的通知》，以保障总局适时组织开展临床试验监督抽查工作的顺利实施。

● 2016 年 6 月 1 日　《医疗器械临床试验质量管理规范》正式施行。

● 2016 年 6 月 8 日　CFDA 发布了《关于开展医疗器械临床试验监督抽查工作的通告》（2016 年第 98 号），将采用回顾性检查的形式对在审的医疗器械注册申请中的临床试验数据的真实性、合规性开展监督检查。

● 2016 年 9 月 6 日　CFDA 公布了第一批抽查结果。

● 2016 年 12 月 14 日　CFDA 公布了第二批抽查结果。

2. CFDA 两批核查结果

截至 2016 年 12 月，CFDA 先后发布了两批临床试验核查项目结果。2016 年 9 月 6 日，国家食品药品监督管理总局公布了第一批抽查结果，抽查的 10 个注册申请项目中有 4 个被查出存在临床试验数据真实性问题，项目不予注册，且一年内不予再次受理。此外，涉嫌为 4 个注册申请项目出具虚假报告的临床试验机构，也将面临药监部门的调查处理。除此之外，CFDA 还同期发布了51 家企业撤回 101 个医疗器械注册申请项目的通知。

CFDA 第一批核查项目公布结果如表 2 - 1 所示。

表 2 - 1　CFDA 第一批核查项目公布结果

项目信息	处罚
厦门市波生生物技术有限公司的戊型肝炎病毒 IgM/IgG 抗体检测试剂盒（胶体金法）（受理号：准 15 - 1744）	项目不予注册，并且一年内不再受理
四川迈克生物科技股份有限公司的乙型肝炎病毒 e 抗原测定试剂盒（化学发光法）（受理号：准 15 - 2788）	
德国 ORGENTEC Diagnostika GmbH 的抗可溶性肝抗原抗体测定试剂盒（酶免疫法）（受理号：进 15 - 1679），代理人为天津市秀鹏生物技术开发有限公司	

续表

项目信息	处罚
韩国 Bioland Co.，Ltd. 的可吸收止血胶原蛋白海绵（受理号：进 15 - 2682），代理人为无锡华卫医药有限公司	

来源：CFDA 官网，奥咨达整理。

2016 年 12 月 14 日，CFDA 公布了第二批抽查结果。第二批医疗器械临床试验监督抽查中发现 3 个医疗器械注册申请项目存在真实性问题。同时，CFDA 还公布了自核查公告发布之后，从 2016 年 10 月 20 日至 12 月 12 日，共有 27 家企业撤回 32 个医疗器械注册申请项目。

CFDA 第二批核查项目公布结果如表 2 - 2 所示。

表 2 - 2　CFDA 第二批核查项目公布结果

项目信息	处罚
安徽同科生物科技有限公司的人乳头瘤病毒（15 个型）核酸分型检测试剂盒（PCR 多色荧光法）（受理号：CSZ1600248）	项目不予注册，并且一年内不再受理
德国 Roche Diagnostics GmbH 的人 T 淋巴细胞病毒 1 型和 2 型抗体检测试剂盒（电化学发光法）（受理号：JSZ1600012）	
日本 LSI Medience Corporation 的可溶性 CD14 亚型检测试剂盒（化学发光免疫法）（受理号：JSZ1600078）	

来源：CFDA 官网，奥咨达整理。

3. 各省市的核查进展

截至 2016 年 12 月，已有 12 个省市发布了医疗器械临床试验核查项目或公告。各省市项目核查具体情况见表 2 - 3。

表 2 - 3　各省市医疗器械临床试验自查核查差异

省（市）	核查范围	核查形式	如何处罚
北京	已进行临床试验备案及已取得注册证的医疗器械产品	自查 + 核查	禁止 5 年注册权 + 全面核查
山东	在审医疗器械产品	核查	不予注册 + 公示

续表

省（市）	核查范围	核查形式	如何处罚
湖南	在审医疗器械产品	自查＋核查	待公布
湖北	已进行临床试验备案及在审医疗器械产品	自查＋核查	不予注册＋一年内不受理
上海	已进行临床试验备案及在审医疗器械产品	自查＋核查	不予注册＋一年内不受理
浙江	2011年6月1日至2016年5月30日期间开展的临床试验项目	自查＋核查	不予注册＋一年内不受理
江苏	已进行临床试验备案及在审医疗器械产品	自查＋核查	不予注册＋一年内不受理
广东	已进行临床试验备案及在审医疗器械产品	自查＋核查	不予注册＋一年内不受理
云南	2014年10月1日至2016年8月12日期间受理的境内第二类医疗器械注册产品临床试验项目	自查＋核查	在注册产品：不予注册＋一年内不受理；已取得注册证书的：撤销许可证件，5年内不受理相关责任人及企业提出的医疗器械许可申请
河南	在审医疗器械产品	自查＋核查	不予注册＋一年内不受理
广西	已进行临床试验备案及在审医疗器械产品	自查＋核查	在注册产品：不予注册＋一年内不受理；已取得注册证书的：撤销许可证件，并处5万元以上10万元以下罚款，5年内不受理相关责任人及企业提出的医疗器械许可申请
天津	已进行临床试验备案及在审第二类医疗器械产品	自查＋核查	不予注册＋一年内不受理

资料来源：各省市食品药品监督管理局官网，奥咨达整理。

4. 地方局核查处罚分析

（1）处罚最严——不予注册＋5年内不受理。

在对"存在临床试验数据真实性问题"的企业处罚上，北京、云南、广西这三地是最严的。这三地均规定：在检查中发现临床试验数据不真实的，对在审的注册申请，作出不予注册决定；已取得注册证书的，撤销原许可证件，并5年内不受理相关责任人及企业提出的医疗器械许可申请。仅存在合规性问题的，对注册申请资料和监督检查发现的问题进行安全性和有效性综合评价，作出是否批准注册的决定。

其中，广西和云南对在审的注册申请，还给予注册申请人一年内不再受理该行政许可申请的处罚。广西对已取得注册证书的，还要罚款5万～10万元。而北京市如果发现申请人严重的弄虚作假行为，食品药品监督管理部门将对申请人所有产品的全部临床试验项目开展全面检查。也就是说，只要申请人在一个注册临床项目中存在严重的弄虚作假行为，其所有产品的全部临床项目都会面临全面的检查，可谓"一着不慎，满盘皆输！"[5]

其他各个省份，则未针对已取得注册证书的注册申请项目提出处罚措施。对在审的注册申请，均是不予批准注册，并给予注册申请人一年内不再受理该行政许可申请的处罚。

（2）追查时间最久。

浙江省是倒查回顾时间最久的。该省要求对2011年6月1日至2016年5月30日期间开展的临床试验项目全部进行自查，历时5年之久。而排第二的是云南省，该省倒查至2年前，要求对省药局2014年10月1日至2016年8月12日期间受理的境内第二类医疗器械注册（包括已审批和在审）产品临床试验项目进行回顾性检查。[5]

2.1.3　行业变革带来的挑战

医疗器械临床试验行业的变革将会为未来开展临床试验带来更大的挑战，具体体现在以下方面。

2.1.3.1 增加临床试验的合规性风险

合规性是医疗器械临床试验核查的重点之一，未来开展医疗器械临床试验需要特别重视合规性问题。在临床试验条件方面需要特别关注：临床试验单位的条件的合规性，伦理审查资料以及批件的合规性，试验职责分工记录以及开始实施时间的合规性。在临床试验实施过程中则需要关注：受试者的筛选/入组数据链的完整性，临床试验数据的保存与溯源，临床试验产品及相关试剂、仪器管理记录的完整性，生物样本管理轨迹的可溯源性等方面。

随着医疗器械 GCP 的贯彻推行，临床试验过程中，守规矩、注重真实、合规、可操作、可溯源、保证临床试验全过程的完整非常必要。从 CFDA 公布的两批核查结果来看，多个项目由于合规性存在问题而被处罚或主动撤回，尤其是体外诊断试剂类项目。为迎接更严格的行业监管，从申办企业、医院到 CRO 均需加强对临床试验项目的管理。临床试验的合规性是已开展或即将开展的医疗器械临床试验项目的首要挑战。

2.1.3.2 增加企业的成本

随着行业要求的提高，企业开展临床试验的成本将大幅度提高，主要体现在：

1. 增加时间成本

随着医疗器械临床试验要求趋严，加之大部分医疗器械临床试验研究水平不高，医院及医生对开展医疗器械临床试验的动力开始下降，目前很大一部分的医院暂停了承接新的医疗器械项目。企业开展新项目时往往因为找不到合适的医院进行临床试验而需要暂缓或等待。同时医院在审核医疗器械临床试验项目时，会比以往更加严格和谨慎，对资料的要求也会更加规范和严格，这些都会延长整个项目进展的周期。

2. 增加人力成本

临床试验是团队工作，需要不同的部门和人员相互配合，才能共同完成。为应对更加严格的行业监管，企业需投入更多的人员来加强项目的组织与落实，包括组织编制临床试验方案等文件、制定临床相关标准操作程序、开展临床试验监察核查、对相关文件的管理等等。同时，为适应新发布的 GCP 要求，企业更需要花大量精力对项目执行人员进行培训。这些都使得企业开展医疗器械临床试验项目的人力成本增大。

3. 增加费用成本

临床试验的费用成本一般来说，主要由研究者的费用、伦理费、开展临床试验必要的检查费、受试者补偿、临床试验保险费用等组成。随着临床试验周期的延迟、人力成本投入的增加，以及对临床试验各个环节管理的加强，企业对医疗器械临床试验的费用预算将大幅度提升。

2.1.4 行业的未来发展趋势

2.1.4.1 行业监管规范化、严格化

近一年来，CFDA 对医疗器械质量监管呈现明显的从严趋势。随着《医疗器械临床试验质量管理规范》的正式出台，为行业带来了监管的法规依据。这必将带动医疗器械临床试验质量管理的整体提升。相信从事医疗器械行业人士眼前会呈现出这样一幅画面：立足于国家层面的医疗器械 GCP 临床试验监管方面的法规体系正在逐渐完善，临床试验的项目核查工作已经在全国开展，对违法违规企业的处罚力度加大，企业想通过钻空子的方式来通过临床试验的可能性已经非常小，医疗器械临床试验行业将走向严格化和规范化。

2.1.4.2 产品质量过硬、诚信守法的医疗器械企业将胜出

通过强化临床试验项目的管理，开展全国临床试验项目核查，一方面可以解决产品申报资料规范性、真实性问题，另一方面也起到净化市场的作用。将部分不合格、起不到预期作用的器械清除到市场之外。临床试验数据存在造假行为的企业，通过实施临床试验数据自查，必然主动撤回产品注册申报资料甚至撤回已注册产品，这将影响到企业产品的合法性，进而影响企业的生存，严重者要永远退出医疗器械行业。

但是，那些真正拥有自主知识产权、诚信守法，以及符合临床试验规范的企业将会有更多的发展机会。这些企业本身的临床试验资料是真实的，获取产品注册证也是理所应当的，本该在市场上受到保护、获得较高的市场占有率。但长期以来，这类企业受假造数据、骗取注册证企业的打压，受到劣质产品的排挤，存在着所谓的"劣币驱逐良币"的现象。如今，通过实施临床试验数据自查，将那些违法企业驱逐出市场，对诚信守法企业来说形成了政策性保护，为他们提供巨大的市场空间，销售额和销售利润都会有进一步提高，企业的创新活力和竞争力也将进一步增强。总之，临床试验数据自查对那些真正拥有自主知识产权、诚信守法及符合临床试验规范的企业来说带来的是机会，他们真正的春天终于开始了[6]。

2.1.4.3 有利于 CRO 企业的发展

医疗器械临床试验核查的影响将涉及医疗器械生产企业、医疗器械研发组织、医院临床研究机构等。医疗器械临床试验规范化的提升，迫使生产企业出于成本控制和专业化的考虑而更多地选择与 CRO 企业合作，尤其是一些具有一定规模且操作规范的 CRO 企业，这为 CRO 企业的发展提供了更好的机会。通过加强监

管、提升行业要求和标准来规范产品、提升质量，让一些不规范的、缺乏竞争力的小型 CRO 公司自然淘汰，有利于提高行业集中度、促进行业健康发展。一些管理规范、质量控制体系良好的龙头企业有望通过这种优胜劣汰的方式获取更大的市场份额，有利于改变目前医疗器械 CRO 行业集中度较低的局面。

2.1.5　如何正确选择 CRO 公司

医疗器械的研究开发过程中，临床试验通常花费最多、耗时最长。因此，如何减少失误，在尽可能短的时间内获得高质量的研究结果，这是申办者在设计医疗器械临床试验时需要审慎决策的问题。正确选择合作 CRO 公司至关重要，涉及临床研究的成败。那么，医疗器械企业应如何评估和选择 CRO 公司呢？

作为企业，应该制订清晰的合作计划，具体可采取"三步法"。首先，明确企业本身所需要的是 CRO 公司的哪种服务或者资源；然后，获得可提供相应服务的 CRO 公司名单；最后，筛选合适的公司，双方进行洽谈，确立合作。在这个过程中，如何对入选的 CRO 公司进行评价尤为关键。奥咨达医疗器械服务集团对 CRO 公司的优劣评价注重以下几个方面：

1. 医疗器械行业经验

医疗器械和药品在临床试验上有着本质的区别，引用的标准、观察的重点、产品的特性完全不同。

2. CRO 公司的人员数量

临床试验是严格按照法规要求的流程进行的，公司内部涉及销售、财务、IT、CRA、PM、数据管理、统计、医学、法务、注册、体系管理等，很多小型的 CRO 公司，把关键步骤再分包出去，给项目造成风险。低于百人的医疗器械临床试验 CRO 公司，基本没有能力承接高端医疗器械的多中心临床试验。

3. 公司人员组成

中上层的管理者素质通常很高，但实际操作人员往往不是与你洽谈合同的人，需要注意这两者之间的差异。

4. 人员流动性

项目直接接触的监察员和项目经理很重要，毕竟上层的流动可以由管理层迅速解决，而实际操作人员的变动给医生带来的麻烦是比较棘手的。

5. 公司科研经验

首先要有监察的经验，其次是相关项目经验。

6. 资源优势

与合作医院的关系、医药系统的人脉关系。

7. 风险承担能力

风险承担能力也就是财务状况，严谨地讲，企业在合作中承担的风险较大，但如果 CRO 的资金实力不足，风险值将会更大。

8. 保密机制

CRO 公司必须有完善的保密机制，确保申办者的利益。

此外，合作结束后，最终如何评估合作的结果？可以从几个方面进行考量，包括工作时间表和质量报告以及文档完成情况、国家注册法规/GCP 的依从情况、合作中发现问题和解决问题的能力及费用等。

2.2 2016 年中国医疗器械 GMP 相关进展

《医疗器械生产质量管理规范》已于 2015 年 3 月 1 日施行，2016 年，国家食品药品监督管理总局从 2 月初开始发出相关的公告、通知，并进行各种飞行检查工作，对发现问题的企业进行公示。各省市药监局也纷纷开展医疗器械生产企业监督检查工作，对违法违规的企业进行了处罚。奥咨达整理了 2016 年医疗器械

GMP 相关进展，详情如表 2 - 4 ～ 表 2 - 6 所示。

表 2 - 4　2016 年 CFDA 发布的 GMP 相关文件

时间	事　　件	奥咨达点评
2016 年 1 月 29 日	国家食品药品监督管理总局关于发布医疗器械工艺用水质量管理指南的通告（2016 年第 14 号）	医疗器械的生产过程直接影响产品的质量安全。总局一系列文件的出台，涵盖了指南文件、抽查检验、指导原则等方面，是对 2015 年颁布的《医疗器械生产质量管理规范》的落实与细化。 　需要特别关注的是，针对定制式义齿这类器械在生产方面的特殊要求制定了细化的具体规定，是义齿生产企业需要特别关注的
2016 年 2 月 4 日	总局办公厅关于进一步加强医疗器械抽验工作的通知（食药监械监〔2016〕9 号）	
2016 年 4 月 28 日	总局关于发布医疗器械生产企业质量管理体系年度自查报告编写指南的通告（2016 年第 76 号）	
2016 年 2 月 5 日	总局办公厅关于切实做好第三类医疗器械生产企业实施医疗器械生产质量管理规范有关工作的通知（食药监办械监〔2016〕12 号）	
2016 年 3 月 4 日	总局器械监管司关于征求医疗器械生产企业质量管理体系年度自查报告编写指南意见的函（食药监械监便函〔2016〕17 号）	
2016 年 4 月 21 日	关于征求医疗器械生产质量管理规范附录定制式义齿及其现场指导原则意见的函（食药监械监便函〔2016〕50 号）	
2016 年 2 月 5 日	总局关于第三类医疗器械生产企业实施医疗器械生产质量管理规范有关事宜的通告（2016 年第 19 号）	
2016 年 9 月 21 日	关于征求《医疗器械生产企业质量控制与成品放行指南（征求意见稿）》意见的函（食药监械监便函〔2016〕127 号）	
2016 年 12 月 21 日	总局关于发布医疗器械生产质量管理规范附录定制式义齿的公告（2016 年第 195 号）	

来源：CFDA 官网，奥咨达整理。

表2-5　2016年CFDA发布的关于医疗器械GMP的事件

事　件	情况分析	奥咨达点评
医疗器械质量公告	截至2016年12月，总局一共发布了9期的质量公告，一共抽检93个品种、2 752批的产品。其中有2 554批符合标准的产品，不符合标准产品198批（包括跟踪抽验不符合标准规定产品、抽验不符合标准规定产品、标识标签说明书等项目）	国家为加强医疗器械质量监督管理，保障医疗器械产品使用安全有效，进行了大规模的抽检。作为生产企业应该根据医疗器械GMP要求进行生产，做好生产的每一个环节，确保产品的质量安全
医疗器械飞行检查	截至2016年11月，已经有51家医疗器械生产企业遭遇到CFDA的飞行检查并被公布出来。这些被公布的企业当中，很多不符合医疗器械生产质量管理规范相关要求，质量管理体系存在缺陷，大部分企业都被要求停产整改	总局高频的飞行检查体现了总局对医疗器械生产环节的高度重视，生产企业需要严格按照GMP相关要求进行生产，不能有丝毫的懈怠和侥幸心理

来源：CFDA官网，奥咨达整理。

表2-6　2016年各省市关于GMP的事件

省（市）	事　件	奥咨达观点
山东	2016年7月21日，省局部署做好第三类医疗器械生产企业实施生产质量管理规范工作；2016年11月16日，省局开展2016年度医疗器械生产企业飞行检查，进一步加强医疗器械生产监督管理	各省市主要围绕《医疗器械生产质量管理规范》的落实，开展了一系列工作，包括总局文件的传达、培训、抽查、飞行检查及结果公布。
浙江	2016年10月11日，浙江省食品药品监督管理局办公室关于举办《医疗器械生产质量管理规范》培训班的通知	
江苏	2016年9月19日，江苏省食品药品监督管理局关于扬州环宇医疗器械有限公司停产整改情况的公告	

续表

省（市）	事　件	奥咨达观点
广东	2016年1月4日，关于印发《广东省医疗器械生产飞行检查工作制度》的通知	特别值得关注的是，全国各省市陆续开展的医疗器械生产企业监督检查工作，体现了各省市对这次医疗器械生产质量检查工作的重视。各大生产企业无疑面临巨大的考验。但是，企业应该积极地应对每一项检查，对抽查发现的问题积极整改，及时纠正，对没抽查到的企业和项目，可以积极开展自查，把生产的每一个环节都做好，这样才能顺利地应对药监局各种突发的检查
湖北	2016年10月24日，省局定于2016年11月7—8日在武汉举办医疗器械检查员培训班	
湖南	2016年10月24—28日，湖南省食品药品监督管理局抽调检查人员组成4个检查组，对全省12家医疗器械生产企业开展了飞行检查	
河南	2016年6月1日，省局关于进一步规范医疗器械生产许可现场核查报告的通知	
安徽	2016年3月2日，安徽省食品药品监督管理局发布关于印发安徽省2016年医疗器械生产企业监督检查计划的通知；2016年10月27日，安徽省食品药品监督管理局印发关于医疗器械生产企业质量管理体系年度自查报告编写指导原则的通知	
上海	2016年5月9日，上海市食品药品监督管理局发布关于注销19家企业医疗器械生产许可或备案的公告；2016年7月7日，发布本市开展无菌医疗器械生产企业专项检查工作的通知	

来源：各省市药监局官网，奥咨达整理。

　　2016年医疗器械GMP相关各项法规文件的出台，使得《医疗器械生产质量管理规范》得以落实和细化，这对规范医疗器械生产、加强医疗器械监管、保障医疗器械安全有效、促进行业发展具有重要意义。同时，监管部门对医疗器械生产环节的检查力度加大，对违规企业严格处罚，可以有效规范市场秩序，保障医疗器械的安全有效。这也将促进我国医疗器械产业的优化，推动医疗器械企业进一步整合，医疗器械行业优胜劣汰的趋势将更加明显。

2.3   2016 年中国医疗器械 GCP 相关进展

　　2016 年，是中国医疗器械临床试验法规走向完善的一年，同时也是医疗器械临床试验的核查年。在这一年里，《医疗器械临床试验质量管理规范》正式出台，成为行业的里程碑事件。同时，国家食品药品监督管理总局和各省市药监局纷纷开展了对医疗器械临床试验的监督抽查工作，医疗器械临床试验的核查风暴席卷全国。此外，这一年里医疗器械临床试验领域还有哪些重大事件值得我们去关注？奥咨达整理了 2016 年中国医疗器械 GCP 相关进展详情，如表 2－7 ～ 表 2－9 所示。

表 2－7   2016 年 CFDA 发布的 GCP 相关文件

时间	事　件	奥咨达点评
2016 年 3 月 23 日	《医疗器械临床试验质量管理规范》获国家食品药品监督管理总局局务会议、国家卫生和计划生育委员会委主任会议审议通过	2016 年医疗器械临床试验领域的重磅消息应该是《医疗器械临床试验质量管理规范》的正式颁布和实施。同时总局还正式启动了临床试验核查，先后组织了两批临床试验核查，体现了国家对临床试验行业彻底整治的决心
2016 年 6 月 8 日	总局关于开展医疗器械临床试验监督抽查工作的通告（2016 年第 98 号）	
2016 年 7 月 8 日	总局关于发布 2016 年第一批医疗器械临床试验监督抽查项目的通告（2016 年第 105 号）：为加强对医疗器械临床试验的监督管理，根据《关于开展医疗器械临床试验监督抽查工作的通告》（国家食品药品监督管理总局通告 2016 年第 98 号）明确了抽查范围和相关原则，国家食品药品监督管理总局抽取了戊型肝炎病毒 IgM/IgG 抗体检测试剂盒（胶体金法）（受理号：准 15－1744）等 10 个注册申请项目，将对其临床试验数据的真实性和合规性实施回顾性监督检查	
2016 年 9 月 30 日	总局关于发布第二批免于进行临床试验医疗器械目录的通告（2016 年第 133 号）	

表2-8　国家食品药品监督管理总局项目检查的相关情况

时间	事　件	奥咨达点评
2016年9月7日	总局关于公布51家企业撤回101个医疗器械注册申请项目的公告（2016年第146号），自国家食品药品监督管理总局《关于开展医疗器械临床试验监督抽查工作的通告》（2016年第98号）发布后，截至2016年8月25日，共有51家企业撤回101个医疗器械注册申请项目	从公布的项目检查情况可以看出，多个医疗器械临床试验项目存在着真实性和合规性的问题。企业在积极配合核查工作的同时也应开展项目自查，发现重大问题的可以考虑撤回。对于尚未开展的临床试验项目，应该严格按照GCP的要求执行
2016年9月7日	总局关于4个医疗器械注册申请项目临床试验监督抽查有关情况的公告（2016年第147号），存在以下问题：临床试验机构不能提供临床试验相关原始记录；样本不能溯源，样本编号方法不能解释，样本的保存、使用、留存和销毁的各环节均无原始记录；提交的注册申请中的临床试验方案、报告与临床试验机构保存的临床试验方案、报告签章不一致等等	
2016年10月26日	总局关于发布2016年第二批医疗器械临床试验监督抽查项目的通告（2016年第143号），抽取了膝关节假体（肿瘤型）（受理号：准15-0476）等10个注册申请项目，组织检查组对其临床试验数据的真实性和合规性实施回顾性监督检查	
2016年10月26日	总局关于1个医疗器械注册申请项目临床试验监督抽查有关情况的公告（2016年第170号）：临床试验用样本重复使用，数据存在真实性问题	
2016年12月16日	总局查处3个医疗器械注册申请项目临床试验存在的真实性问题	

来源：CFDA官网，奥咨达整理。

表 2-9 2016 年各省市发布的 GCP 相关事件

省（市）	事件	奥咨达点评
北京	北京市食品药品监督管理局曾发布通告称，决定从 3 月 10 日起开始启动医疗器械临床试验自查活动	各省市陆续发布了开展医疗器械临床试验监督检查工作的通告，部分省市已发布了具体的核查项目公告，医疗器械临床试验核查工作在全国范围广泛开展
广东	8 月 2 日，广东省食品药品监督管理局发布《关于 2016 年第一批医疗器械临床试验监督抽查项目的通告》	
山东	4 月 12 日，山东省食品药品监督管理局印发了《关于开展第二类医疗器械临床试验真实性核查的通知》，宣称要在全省范围内启动部分在审医疗器械临床试验真实性核查工作，以进一步提高第二类医疗器械注册审批质量，强化临床试验效果。另外，7 月 26 日，山东省食品药品监督管理局印发了《关于开展医疗器械临床试验监督抽查工作的通告》	
上海	7 月 13 日，上海市食品药品监督管理局发布了《上海市食品药品监督管理局关于本市开展医疗器械临床试验核查的通告》	
湖南	6 月 24 日，湖南省食品药品监督管理局发布消息称，湖南省局正在部署开展医疗器械临床试验监督检查工作，并明确省局将于 2016 年 7 月中下旬分期分批组成检查组赴临床试验机构开展现场检查	
湖北	6 月 28 日，湖北省发布了《关于开展医疗器械临床试验核查的通告》，将在全省范围内开展医疗器械临床试验核查工作	
河南	9 月 8 日，河南省食品药品监督管理局发布了《关于开展医疗器械临床试验监督抽查的通告》；11 月 15 日，河南省食品药品监督管理局发布《关于发布第一批医疗器械临床试验监督抽查项目的通告》	
浙江	7 月 7 日，浙江省食品药品监督管理局发布了《医疗器械临床试验管理备案》办事流程文件	
江苏	8 月 2 日，江苏省食品药品监督管理局发布《江苏省食品药品监管局关于开展医疗器械临床试验监督抽查工作的通告》	

2016奥咨达医疗器械行业蓝皮书

续表

省（市）	事件	奥咨达点评
广西	9月9日，广西壮族自治区食品药品监督管理局发布了《广西壮族自治区食品药品监督管理局关于开展医疗器械临床试验监督抽查工作的通告》	
天津	9月18日，天津市市场和质量监督管理委员会发布了《关于本市开展医疗器械临床试验监督抽查工作的通告》	
贵州	10月17日，贵州省食品药品监督管理局发布《关于开展医疗器械临床试验监督检查的通告》（2016年第2号）	
浙江	11月3日，浙江省食品药品监督管理局发布《关于医疗器械临床试验监督抽查项目的通告》	
四川	11月23日，四川省发布《关于2016年医疗器械临床试验监督检查计划公告》（2016年第56号）	

来源：各省市药监局官网，奥咨达整理。

2016年是中国医疗器械临床试验管理取得重要进展的一年。《医疗器械临床试验质量管理规范》的颁布，为医疗器械临床试验的开展提供了法规保障；全国各省市陆续开展医疗器械临床试验监督检查工作，体现了监管部门强化临床试验质量管理的决心。医疗器械临床试验的GCP管理，在短期内对参与临床试验的各方都造成了一定的压力，但从长远看，提升行业要求、标准和加强监管，有利于提高我国医疗器械临床试验的质量。同时，一些管理规范、质量控制体系良好的龙头企业有望通过这种优胜劣汰的方式获取更大的市场份额，有利于提高行业集中度，最终促进行业的健康发展。

2.4　2016 年中国医疗器械 GSP 相关进展

医疗器械经营质量管理规范（医疗器械 GSP）作为医疗器械流通过程中质量控制的基本准则，规范着医疗器械经营企业的各个经营环节。2016 年，作为整个医疗器械行业的整治年，国家食品药品监督管理总局发布了多个相关"整治医疗器械流通领域经营行为"的公告，并对全国医疗器械的经营企业进行了大规模的检查，发现不合规的经营企业及时进行惩治和处罚。表 2－10、表 2－11 是奥咨达整理的关于 2016 年中国医疗器械 GSP 相关进展情况。

表 2－10　2016 年 CFDA 医疗器械 GSP 相关事件

时间	事件	奥咨达点评
2016 年 6 月 7 日	总局发布《关于整治医疗器械流通领域违法经营行为的公告》（2016 年第 112 号）：自本公告发布之日起，所有从事第二类、第三类医疗器械经营企业对本企业是否存在以下违法行为开展自查	总局 2016 年发布了对医疗器械流通领域整治的通知，开启了全国药监部门对医疗器械经营环节的监管
2016 年 8 月 19 日	CFDA 印发的《食品药品监督管理总局办公厅关于进一步加强医疗器械流通领域违法经营行为整治工作的通知》中提到：总局将在 2016 年 10 月组织开展医疗器械经营企业的飞行检查	
2016 年 9 月 23 日	全国医疗器械流通领域交叉检查"重拳出击"；15 个检查组赶赴 31 个地区	

表2-11 各省市医疗器械 GSP 事件

省（市）	事件	奥咨达点评
湖南	湖南省食品药品监督管理办公室面向各省、市、州食品药品监督管理局印发了《关于开展医疗器械流通领域经营行为飞行检查的通知》	在国家食品药品监督管理总局发布加强医疗器械流通环节整治的背景下，全国各省市积极响应总局的要求，纷纷开展医疗器械流通领域经营行为专项整治或飞行检查。多家企业涉及质量管理混乱，经营现状和《医疗器械经营质量管理规范》差距较大的情形。未来各省市仍会加大对医疗器械经营企业的监管
山东	7 月 20 日，省局部署医疗器械流通领域违法经营行为集中整治；10 月 17 日，省局举办 2016 年医疗器械检查员能力提升培训班	
浙江	10 月 11 日，舟山市局完成医疗器械流通领域违法经营行为集中专项整治；湖州市、丽水市都进行了医疗器械流通领域违法经营行为集中专项整治；10 月 27 日，省局全面完成医疗器械经营企业飞行现场检查工作；嘉兴市局港区分局以"快、准、细"的原则助推医疗器械经营企业圆满完成在线自查工作；2016 年 10 月 25 日，宁波市局举办全市医疗器械经营质量管理实务培训班	
安徽	11 月 22 日，安徽省食品药品监督管理局发布《关于印发安徽省医疗器械经营监督管理办法实施细则的通知》，11 月 25 日，安徽省局发布 2016 年医疗器械监督信息通告，一共检查了 1 222 家医疗器械企业，12 家不合格，302 家被责令整改	
湖北	6—9 月，省局在全省组织开展了为期 3 个多月的医疗器械流通领域经营行为专项整治行动，并取得成效。11 月 18 日，湖北省食品药品监督管理通报医疗器械经营企业交叉检查情况	
四川	11 月 2 日，四川省切实开展医疗器械流通领域违法经营行为集中整治交叉检查	
宁夏	6 月 29 日，宁夏回族自治区启动医疗器械流通领域违法经营行为集中整治专项行动	
江西	6 月 23 日，江西省组织开展医疗器械流通领域首次飞行检查	

省（市）	事件	奥咨达点评
云南	5月3日，云南省昆明市全面推行医疗器械经营企业质量管理自查报告工作；7月21日，培训医疗器械经营质量管理骨干检查员	
福建	7月8日，厦门市集中整治八类医疗器械流通领域违法行为，8月9日，泉州市开展医疗器械流通领域专项治理；11月8日，南平市局开展医疗器械流通领域经营行为交叉检查；11月22日，福州市市场监督管理局向省市医疗单位、各招标单位通报39家不再具有经营医疗器械资质的企业	
北京	4月19日，北京市食品药品监督管理局举办医疗器械经营监管骨干检查员培训班	

来源：各省市药监局官网，奥咨达整理。

2016年，药监部门在落实《医疗器械经营质量管理规范》的基础上，加强了对医疗器械经营流通领域的治理。这对我国18万医疗器械经营企业无疑是一次重大的考验，企业面临着各种飞行检查。全国范围内开启了医疗器械经营行业的"整风运动"。药监部门通过开展对医疗器械经营流通领域的治理，打击了医疗器械经营企业的违法违规行为，净化了市场秩序，规范了行业市场，对保障公众用械安全、促进医疗器械产业健康发展具有重要意义。同时，这对于进一步加快我国医疗器械行业结构的调整，做大、做强医疗器械经营企业，提高医疗器械行业市场准入的门槛，提高企业的集约化、规模水平和综合竞争力都具有重要意义。

第3章 中国医疗器械法规、行政收费及审批结果

3.1 2016 年中国医疗器械法规发布概况

2016 年，是中国医疗器械行业法规逐步走向完善的一年。在这一年，《医疗器械临床试验质量管理规范》的颁布，为医疗器械临床试验的开展提供了更完善的法规保障。与此同时，多项工作文件、重要文件、指导原则以及征求意见文件的出台，使得整个行业的规范和监管提升了一个台阶，也为整个医疗器械行业的健康发展奠定了坚实的基础。表 3－1 是奥咨达整理的 2016 年中国医疗器械法规文件的发布概况。

表 3－1　2016 年中国医疗器械法规文件发布概况

序号	法规及工作文件	日期
1	总局办公厅关于进一步加强医疗器械抽验工作的通知	2016 年 2 月 4 日
2	总局办公厅关于切实做好第三类医疗器械生产企业实施医疗器械生产质量管理规范有关工作的通知	2016 年 2 月 5 日
3	总局办公厅关于医用分子筛制氧相关问题的复函	2016 年 2 月 25 日
4	总局办公厅关于医疗器械产品技术要求有关问题的通知	2016 年 3 月 1 日
5	医疗器械临床试验质量管理规范（国家食品药品监督管理总局 中华人民共和国国家卫生和计划生育委员会令第 25 号）	2016 年 3 月 23 日

续表

序号	法规及工作文件	日期
6	总局关于实施《医疗器械通用名称命名规则》有关事项的通知	2016 年 3 月 30 日
7	总局 2015 年度医疗器械注册工作报告	2016 年 4 月 1 日
8	总局办公厅关于贯彻实施《医疗器械临床试验质量管理规范》的通知	2016 年 4 月 7 日
9	总局关于印发一次性使用无菌注射器等 25 种医疗器械生产环节风险清单和检查要点的通知	2016 年 4 月 13 日
10	总局办公厅关于及时公开第二类医疗器械注册信息和第一类医疗器械产品备案信息的通知	2016 年 5 月 19 日
11	总局办公厅关于印发 2016 年国家医疗器械抽验产品检验方案的通知	2016 年 6 月 3 日
12	总局办公厅关于阴茎增大增粗拉伸器具产品分类界定事项的复函	2016 年 7 月 1 日
13	总局办公厅关于涉嫌经营未依法注册的弹性体印模材料有关问题的复函	2016 年 7 月 26 日
14	总局办公厅关于体外诊断试剂说明书文字性变更有关问题的通知	2016 年 8 月 5 日
15	总局办公厅关于血糖试纸等体外诊断试剂经营备案有关问题的复函	2016 年 8 月 30 日
16	总局发布医疗器械优先审批程序	2016 年 10 月 26 日
17	总局办公厅关于监督成都恒波医疗器械有限公司对飞行检查发现问题进行停产整改的通知	2016 年 11 月 30 日
18	总局办公厅关于监督苏州康特蓝思眼睛护理产品有限公司对飞行检查发现问题进行停产整改的通知	2016 年 11 月 30 日
19	总局关于印发医疗器械生产质量管理规范定制式义齿现场检查指导原则的通知	2016 年 12 月 21 日

续表

序号	法规及工作文件	日期
20	总局 2015 年度医疗器械注册工作报告	2016 年 4 月 1 日
21	总局办公厅关于切实做好第三类医疗器械生产企业实施《医疗器械生产质量管理规范》有关工作的通知	2016 年 2 月 5 日
22	总局关于第三类医疗器械生产企业实施医疗器械生产质量管理规范有关事宜的通告（2016 年第 19 号）	2016 年 2 月 5 日
23	总局办公厅关于进一步加强医疗器械抽验工作的通知	2016 年 2 月 4 日
24	国家食品药品监督管理总局关于发布医疗器械工艺用水质量管理指南的通告（2016 年第 14 号）	2016 年 1 月 29 日
25	关于《医疗器械通用名称命名规则》的说明	2016 年 1 月 27 日
序号	征求意见文件	日期
1	总局器械监管司关于征求医疗器械生产企业质量管理体系年度自查报告编写指南意见的函	2016 年 3 月 4 日
2	关于征求医疗器械临床试验现场检查程序和检查要点意见的通知	2016 年 4 月 12 日
3	关于征求医疗器械生产质量管理规范附录定制式义齿及其现场指导原则意见的函	2016 年 4 月 21 日
4	关于征求医疗器械冷链运输、贮存管理指南意见的函	2016 年 5 月 6 日
5	关于再次征求医疗器械临床试验现场检查要点等意见的通知	2016 年 5 月 18 日
6	关于征求第二批免于进行临床试验医疗器械目录意见的函	2016 年 5 月 20 日
7	关于征求医疗器械优先审批程序意见的函	2016 年 6 月 21 日
8	关于再次征求医疗器械生产质量管理规范附录定制式义齿及其现场检查指导原则意见的函	2016 年 9 月 1 日

续表

序号	征求意见文件	日期
9	总局办公厅公开征求《医疗器械召回管理办法（征求意见稿)》意见	2016 年 9 月 2 日
10	关于征求《体外诊断试剂注册管理办法》修正案意见的函	2016 年 9 月 21 日
11	关于征求《医疗器械生产企业质量控制与成品放行指南（征求意见稿)》意见的函	2016 年 9 月 21 日
12	关于征求过敏源等三类体外诊断试剂分类调整意见的函	2016 年 9 月 21 日
13	总局办公厅关于征求医疗器械分类目录修订稿意见的函	2016 年 9 月 30 日
14	总局关于公开征求《医疗器械标准管理办法（征求意见稿)》意见的通知	2016 年 10 月 31 日
15	总局关于公开征求医疗器械不良事件监测和再评价管理办法征求意见稿意见的通知	2016 年 10 月 31 日
16	国家食品药品监督管理总局关于发布质子/碳离子治疗系统等 3 个医疗器械技术审查指导原则的通告（2015 年第 112 号）	2016 年 1 月 13 日
17	国家食品药品监督管理总局关于发布一次性使用膜式氧合器和 α - 氰基丙烯酸酯类医用黏合剂合剂注册技术审查指导原则的通告（2016 年第 6 号）	2016 年 1 月 14 日
18	国家食品药品监督管理总局关于发布高频手术设备等 6 个医疗器械注册技术审查指导原则的通告（2016 年第 21 号）	2016 年 2 月 6 日
19	关于征求对《人工晶状体上市前临床试验指导原则》（征求意见稿）意见的通知	2016 年 3 月 30 日
20	关于对《髋关节假体系统注册技术审查指导原则》征求意见的通知	2016 年 4 月 27 日

续表

序号	征求意见文件	日期
21	关于《人类体外辅助生殖技术用液注册技术审查指导原则》（征求意见稿）第一次征求意见的通知	2016 年 6 月 3 日
22	关于《腹腔内置疝修补补片动物实验技术审查指导原则》第二次征求意见的通知	2016 年 6 月 22 日
23	关于《一次性使用血液透析管路注册申报技术审查指导原则（征求意见稿）》征求意见的通知	2016 年 6 月 27 日
24	关于征集"人表皮生长因子受体（EGFR）突变基因检测试剂"生产企业信息的通知	2016 年 7 月 14 日
25	关于《结核分枝杆菌复合群耐药基因突变检测试剂技术审查指导原则》（征求意见稿）公开征求意见的通知	2016 年 7 月 26 日
26	关于征求《光固化机指导原则（征求意见稿）》意见的通知	2016 年 7 月 29 日
27	关于征求《口腔颌面部锥形束计算机体层摄影设备指导原则（征求意见稿）》意见的通知	2016 年 7 月 29 日
28	关于征求《牙科种植机指导原则（征求意见稿）》意见的通知	2016 年 7 月 29 日
29	关于征求《钙磷/硅类骨填充材料注册技术审查指导原则（征求意见稿）》意见的通知	2016 年 8 月 1 日
30	关于对《人工颈椎间盘假体系统注册技术审查指导原则》征求意见的通知	2016 年 8 月 8 日
31	关于征求《透明质酸钠类面部注射填充材料临床试验指导原则》意见的通知	2016 年 8 月 23 日
32	关于《含银敷料注册技术审查指导原则》（征求意见稿）征求意见的通知	2016 年 8 月 23 日
33	关于《植入式人工耳蜗系统技术审评指导原则（征求意见稿）》征求意见的通知	2016 年 8 月 23 日

续表

序号	征求意见文件	日期
34	关于《聚氨酯泡沫敷料注册申报资料指导原则（征求意见稿）》征求意见的通知	2016 年 8 月 23 日
35	关于《袜型医用压力带注册技术审查指导原则（征求意见稿）》征求意见的通知	2016 年 8 月 26 日
36	关于对《无源植入性医疗器械临床试验审批审查指导原则》征求意见的通知	2016 年 9 月 19 日
37	关于《腔镜用吻合器产品注册技术审查指导原则（征求意见稿）》征求意见的通知	2016 年 9 月 27 日
38	关于《医疗器械网络安全注册技术指导原则（征求意见稿）》征求意见的通知	2016 年 9 月 29 日
39	关于《眼科超声乳化和眼前节玻璃体切除设备及附件技术审评指导原则（征求意见稿)》征求意见的通知	2016 年 9 月 29 日
40	关于《体外除颤产品注册技术指导原则》征求意见的通知	2016 年 9 月 29 日
41	关于《医用磁共振成像系统临床评价技术指导原则》征求意见的通知	2016 年 10 月 9 日
42	关于《中心静脉导管产品注册技术审查指导原则（征求意见稿）》征求意见的通知	2016 年 10 月 10 日
43	关于《胎儿染色体非整倍体（T21、T18、T13）检测试剂盒（高通量测序法）指导原则（征求意见稿)》公开征求意见的通知	2016 年 10 月 14 日
44	关于 2016 年度第二类医疗器械注册技术指导原则（第二批）公开征求意见的通知	2016 年 10 月 25 日
45	关于《治疗呼吸机临床评价技术指导原则（征求意见稿)》征求意见的通知	2016 年 11 月 8 日
46	关于《牙科纤维桩注册技术审查指导原则（征求意见稿)》征求意见的通知	2016 年 11 月 9 日

资料来源：CFDA，奥咨达整理。

3.2　2016 年医疗器械注册收费概况

医疗器械产品注册旨在通过监管部门的市场准入审批，获得合法的上市通行证。各国对医疗器械的注册收费的标准不一，以下是全球医疗器械注册收费的详情，可为医疗器械投资提供参考。

3.2.1　美国 FDA 医疗器械注册收费标准

美国 FDA 医疗器械注册收费标准（2016—2017 年）如表 3 - 2 所示。

表 3 - 2　2016—2017 年美国 FDA 医疗器械注册收费标准

申请事项	标准资费	小企业收费
510（k）	＄4 690	＄2 345
513（g）	＄3 166	＄1 583
PMA, PDP, PMR, BLA	＄234 495	＄58 624
panel-track supplement	＄175 871	＄43 968
180-day supplement	＄35 174	＄8 794
real-time supplement	＄16 415	＄4 104
BLA efficacy supplement	＄234 495	＄58 624
PMA annual report	＄8 207	＄2 052
30-day notice	＄3 752	＄1 876
Annual Establishment Registration Fee	＄3 382	—

注：FDA 的财政年从 2016 年 10 月 1 日开始。

3.2.2　加拿大 HC 医疗器械注册收费标准

加拿大 HC 医疗器械注册收费标准见表 3 - 3。

表 3 - 3　加拿大 HC 医疗法器械注册收费标准

费用类型	描述	自 2015 年 4 月 1 日起	自 2016 年 4 月 1 日起
Medical Device Licence Application Review（医疗器械证书申请）			
Class Ⅱ-Licence Application	—	$ 381	$ 389
Class Ⅲ-Licence Application	—	$ 5 469	$ 5 579
Class Ⅲ-Licence Application（Near Patient In Vitro Diagnostic Devices）	—	$ 9 310	$ 9 497
Class Ⅳ-Licence Application	—	$ 12 720	$ 12 975
Class Ⅳ-Licence Application（Devices that contain human / animal tissue）	—	$ 11 866	$ 12 104
Class Ⅳ-Licence Application（Near Patient In Vitro Diagnostic Devices）	—	$ 21 683	$ 22 117
Class Ⅲ-Changes in Manufacturing	Changes in manufacturing processes, facility, equipment or quality control procedures	$ 1 376	$ 1 404
Class Ⅳ-Changes in Manufacturing	—	$ 1 376	$ 1 404
Class Ⅲ-Significant Changes（not related to Manufacturing）	—	$ 5 122	$ 5 225
Class Ⅳ-Significant Change（not related to Manufacturing	—	$ 5 836	$ 5 953
Medical Device Establishment Licence（医疗器械生产企业许可申请）			
Medical Devices Establishment Licence	—	$ 7 794	$ 7 950
Right to Sell Licensed Class Ⅱ, Ⅲ or Ⅳ Medical Devices （Ⅱ，Ⅲ 或Ⅳ类医疗器械销售许可）			

续表

费用类型	描述	自2015年4月1日起	自2016年4月1日起
Fee for Right to Sell Licensed Class Ⅱ, Ⅲ or Ⅳ Medical Devices	Annual fee for the right to maintain a medical device on the Canadian market	$ 359	$ 367
Fee for Right to Sell Licensed Class Ⅱ, Ⅲ or Ⅳ Medical Devices（if annual gross revenue of medical device sales is less than $ 20 000）		$ 57	$ 59

注：HC 的财政年从2015年4月1日开始。

3.2.3　欧盟 CE 医疗器械注册收费标准

CE 医疗器械注册没有统一的收费标准。申报资料审评费由公告机构收取，不同公告机构的收费标准不同。

3.2.4　中国医疗器械注册行政收费概况

自2015年4月21日，财政部与国家发改委重新规定了食品药品监督管理部门行政事业性收费项目。其中明确了医疗器械产品注册相关的项目费用，包括：首次注册费、变更及延续注册费、临床试验申请费、注册检验费、注册加急费等。医疗器械在中国注册行政收费的标准详细情况见表3-4、表3-5。

表3-4 国家局医疗器械注册行政收费标准汇总

（万元）

产品类别	管理类别	首次注册	变更注册	延续注册	临床试验申请费（高风险医疗器械）	实施日期
境外	Ⅲ	30.88	5.04	4.08	4.32	2015年5月27日
	Ⅱ	21.09	4.2	4.08	—	
境内	Ⅲ	15.36	5.04	4.08	4.32	

来源：国家局文件，奥咨达整理。

表3-5 各省市医疗器械注册行政收费标准汇总

（万元）

省（市）	管理类别	首次注册	变更注册	延续注册	实施日期
福建	Ⅱ	8.24	3.45	3.42	2015年11月20日
江西	Ⅱ	7.81	3.27	3.24	2015年12月30日
上海	Ⅱ	9.39	3.93	3.9	2016年2月1日
海南	Ⅱ	8.3	3.44	3.41	2016年3月2日
山东	Ⅱ	8.22	3.44	3.41	2016年4月1日
内蒙古自治区	Ⅱ	7.22	3.02	2.99	2016年5月11日
北京	Ⅱ	9.39	3.93	3.9	2016年7月1日
安徽	Ⅱ	7.15	2.99	2.97	2016年9月5日
浙江	Ⅱ	9.39	3.93	3.9	2016年9月15日
陕西	Ⅱ	7.43	3.11	3.09	2016年10月1日
吉林	Ⅱ	7.23	3.03	3	2016年11月1日
河北	Ⅱ	7.23	3.03	3	2016年11月11日
江苏	Ⅱ	8.45	3.53	3.51	2016年12月12日
宁夏回族自治区	Ⅱ	3.13	1.31	1.3	2016年12月22日
天津	Ⅱ	7.23	3.03	3	2017年1月3日

来源：各省市药监局文件，奥咨达整理。

奥咨达根据收费新政对医疗器械产品注册相关项目做出结构

整理,如图 3 - 1 所示。

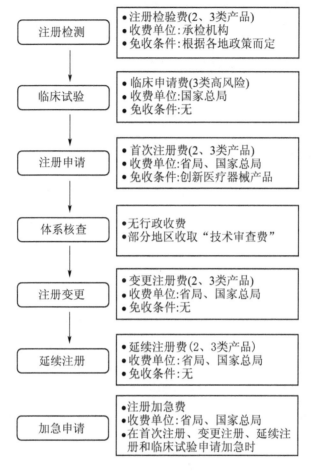

图 3 - 1 医疗器械产品注册的行政收费

根据国家和省局发布的数据可以证明,国家对医疗器械的整个行业的发展越来越重视。国家通过对医疗器械的注册收费管理,对批准的产品给予特定的标志(注册号)并建立技术档案,为上市后的产品提供市场监督的依据,也为注册申请人后期的销售、使用提供了保障。与此同时,医疗器械注册收费标准的出台,不仅可以加强医疗器械产品注册收费管理,规范注册收费行为,而且保障了注册申请人的合法权益,促进注册工作健康发展,最终使整个医疗器械行业更加规范、健康地发展。

3.3　2016 年医疗器械注册审批产品概况

根据 CFDA 官网上的公告统计，国家食品药品监督管理总局共批准医疗器械注册产品 13 883 个，其中境内产品注册 2 400 个，进口产品注册 4 558 个，变更产品注册 6 925 个。表 3 - 6、图 3 - 2 所示为 2016 年国家食品药品监督管理总局注册审批的产品概况。

表 3 - 6　2016 年 CFDA 医疗器械注册审批产品概况

（个）

时间	境内	进口	变更	总数
1 月	158	244	444	846
2 月	237	589	737	1 563
3 月	247	478	567	1 292
4 月	89	281	223	593
5 月	365	567	525	1 457
6 月	157	352	709	1 218
7 月	133	218	607	958
8 月	136	320	632	1 088
9 月	219	502	714	1 435
10 月	225	212	517	954
11 月	209	511	549	1 269
12 月	225	284	701	1 210
总数	2 400	4 558	6 925	13 883

数据来源：CFDA 官网，奥咨达整理。

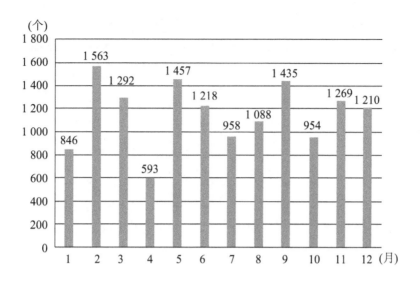

数据来源：CFDA官网，奥咨达整理。

图3-2 2016年医疗器械注册审批概况

图3-3为2016年CFDA医疗器械注册审批产品中境内、进口和变更各月份的对比。

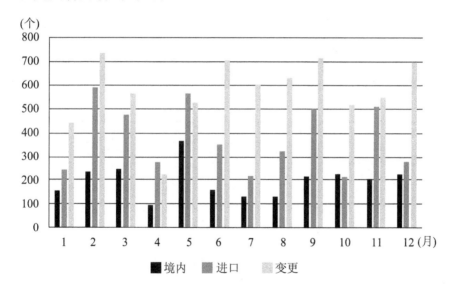

数据来源：CFDA官网，奥咨达整理。

图3-3 2016年医疗器械注册审批中境内、进口、变更各月份对比

总体来说，我国医疗器械注册管理法规体系初步形成，医疗器械审评审批机制改革有序推进，创新医疗器械审批成果显现。总局批准注册医疗器械产品种类的数量正在稳步增长，这也说明了医疗器械行业正在蓬勃发展。

3.4 2016 年中国医疗器械退审产品概况

截至 2016 年 12 月，食品药品监督管理总局发布的不予注册的医疗器械一共 1 504 个，其中 1 月、6 月以及 9 月退审数量较多。从细分产品来看，退审的产品包括手术器械、牙科、骨科、IVD 试剂、植入器械及人工器官等，从产品的归属地来看，进口医疗器械退审 1 086 个，境内医疗器械退审 418 个，进口产品是退审的重灾区。具体见表 3 - 7、表 3 - 8，图 3 - 4。表 3 - 9 ～ 表 3 - 11、图 3 - 5 ～ 图 3 - 7 所示为 2014 - 2015 年退审情况。

表 3 - 7 2016 年中国医疗器械退审产品概况

时间	总数/个	进口/个	境内/个	退审发布频率次
1 月	892	716	176	2
2 月	56	30	26	4
3 月	23	13	10	2
4 月	53	36	17	3
5 月	19	11	8	2
6 月	125	104	21	3
7 月	88	47	41	6
8 月	66	50	16	4
9 月	109	39	70	6
10 月	42	12	30	3
11 月	14	13	1	4
12 月	17	15	2	2
总数	1 504	1 086	418	41

数据来源：CFDA 官网，奥咨达整理。

表3-8　2016年医疗器械注册退审涉及企业（前十位）

序号	代理人/申请人	数量/个
1	北京捷通康诺医药科技有限公司	22
2	捷通埃默高（北京）医药科技有限公司	20
3	北京瑞奇美德科技发展有限公司	20
4	荷兰眼科研究中心国际有限公司上海代表处	18
5	北京奇敏儿信息咨询有限责任公司	16
6	北京医捷通科技有限公司	15
7	史塞克（北京）医疗器械有限公司	15
8	登士柏（天津）国际贸易有限公司	14
9	强生（上海）医疗器械有限公司	12
10	费森尤斯卡比（中国）投资有限公司	12

数据来源：CFDA 官网，奥咨达整理。

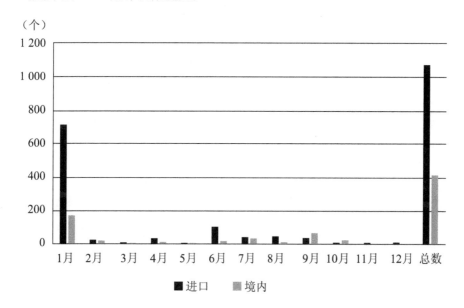

数据来源：CFDA 官网，奥咨达整理。

图3-4　2016年中国医疗器械进口与境内退审概况

附：2014—2015 年退审情况汇总

表 3 - 9　2014 年 1 月—2015 年 12 月医疗器械注册退审明细表

退审月份	2014 年		2015 年	
	退审数量（个）	退审频次	退审数量（个）	退审频次
1 月	368	3	45	3
2 月	53	3	37	2
3 月	96	5	10	2
4 月	22	3	29	4
5 月	138	3	10	2
6 月	9	1	21	3
7 月	79	3	35	3
8 月	145	4	15	1
9 月	22	2	23	4
10 月	96	1	16	2
11 月	34	2	14	3
12 月	77	5	15	3
合计	1139	35	270	32

注：数据是根据国家食品药品监督管理总局官网上的信息统计，2014—2015 年数据为官网现存信息。

表 3 - 10　2014 年 1 月—2016 年 12 月退审涉及企业列表

序号	代理人/申请人	退审数量（个）
1	捷通埃默高（北京）医药科技有限公司	58
2	北京捷通康诺医药科技有限公司	48
3	强生（上海）医疗器材有限公司	34
4	北京医捷通科技有限公司	33
5	北京瑞奇美德科技发展有限公司	29
6	北京金协信商贸有限责任公司	23
7	北京世纪医桥咨询有限公司	22
8	信诺美德（北京）科技发展有限公司	22

续表

序号	代理人/申请人	退审数量（个）
9	费森尤斯卡比（中国）投资有限公司	21
10	荷兰眼科研究中心国际有限公司上海代表处	21
11	史赛克（北京）医疗器械有限公司	20
12	北京市捷瑞嘉科技有限责任公司	20
13	登士柏（天津）国际贸易有限公司	18
14	启通医药技术咨询（上海）有限公司	18
15	北京奇敏儿信息咨询有限责任公司	18
16	北京爱尔默医药技术开发有限公司	17
17	山东威高集团医用高分子制品股份有限公司	17
18	巴德医疗科技（上海）有限公司	16
19	圣犹达医疗用品（上海）有限公司	16
20	美敦力（上海）管理有限公司	16
21	Abbott Laboratories	16
22	通用电气医疗系统贸易发展（上海）有限公司	15
23	桂林市啄木鸟医疗器械有限公司	15
24	贝朗医疗（上海）国际贸易有限公司北京分公司	15
25	优诺康（北京）医药技术服务有限公司	15
26	日本泰尔茂株式会社北京办事处	14
27	美国美敦力中国有限公司北京办事处	14
28	青岛汉唐生物科技有限公司	14
29	潍坊市康华生物技术有限公司	14
30	北京纽创科技有限公司	13
⋮	⋮	⋮
合计		2 912

　　注：以上信息均来自国家食品药品监督管理总局官网，在所有退审公告中，有累计退审排名前30的企业名单，有81项没有显示相关企业信息。

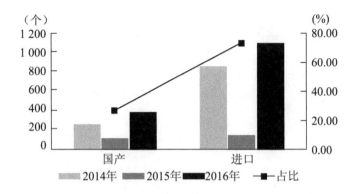

数据来源：CFDA官网，奥咨达整理。

图3-5   2014—2016年不予注册产品国产/进口分类

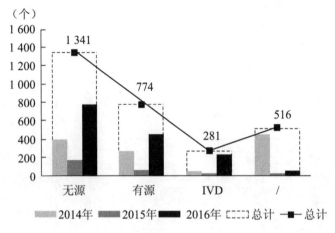

数据来源：CFDA官网，奥咨达整理。

图3-6   2014—2016年不予注册产品分类

表3-11   2014—2016年不予注册国产/进口产品分类

（个）

产品类型	国产	进口	总计
无源	348	993	1 341
有源	126	648	774
IVD	185	96	281
/	120	396	516
总计	779	2 133	2 912

数据来源：CFDA官网，奥咨达整理。

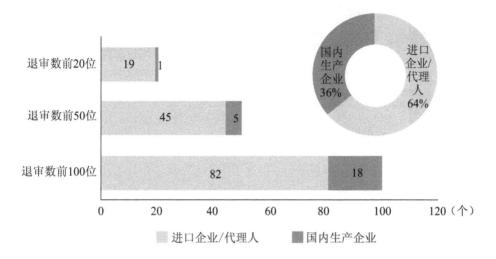

数据来源：CFDA 官网，奥咨达整理。

图 3 – 7 2014—2016 年不予注册产品数排列企业情况

2014—2016 三年间，CFDA 共发布了 109 次退审公告，退审产品数量达 2 912 个。退审的进口注册产品是国产的 2.74 倍，政府扶持高端国产器械趋势明显。因临床核查真实性存在问题而不予注册或自行撤审的数量在增加，预示临床试验高标准时期已经到来。IVD 产品退审率飙升，表明 IVD 产业发展向好，同时也向业界显示了严格要求、规范审评的监管决心。2016 年的评审效率明显提升了，清理了多年积压的项目，2016 年的退审数量超过前两年总和的 6.3%。

3.5 2016 年创新医疗器械审批公示汇总

自 2014 年 2 月，国家食品药品监督管理总局发布《创新医疗器械特别审批程序（试行）》以来，创新医疗器械特别审批程序已实施了三年。该程序是国家总局为促进医疗器械创新发展而推出的重要举措，对鼓励医疗器械的研究与创新，促进医疗器械新技术的推广和应用，推动医疗器械产业发展起到积极作用。2016 年共有 45 个产品进入特别审批，表 3 – 12 详细列举了这 45 个产品。

表 3 – 12　2016 年创新医疗器械审批公示汇总

序号	产品名称	申请人	发布时间
1	药物洗脱 PTA 球囊扩张导管	浙江归创医疗器械有限公司	2016 年 2 月 4 日
2	血管重建装置	微创神通医疗科技（上海）有限公司	
3	一次性可吸收钉皮下吻合器	北京颐合恒瑞医疗科技有限公司	
4	可变角双探头单光子发射计算机断层成像设备	北京永新医疗设备有限公司	
5	药物洗脱外周球囊导管	先健科技（深圳）有限公司	2016 年 3 月 21 日
6	用于管腔道、呼吸道检测的光学干涉断层成像系统	广东永士达医疗科技有限公司	
7	瓣膜成形环	金仕生物科技（常熟）有限公司	
8	钛合金髋关节镀膜球头	中奥汇成科技股份有限公司	
9	多孔钽骨填充材料	重庆润泽医药有限公司	
10	正电子发射及 X 射线计算机断层成像装置	明峰医疗系统股份有限公司	2016 年 5 月 3 日
11	无张力尿失禁悬吊系统	深圳迈普再生医学科技有限公司	
12	胚胎植入前染色体非整倍体检测试剂盒（半导体测序法）	苏州贝康医疗器械有限公司	2016 年 5 月 13 日
13	生物全降解冠脉雷帕霉素洗脱支架系统	山东华安生物科技有限公司	
14	生物可吸收雷帕霉素靶向洗脱冠脉支架系统	上海微创医疗器械（集团）有限公司	

续表

序号	产品名称	申请人	发布时间
15	心室辅助装置	苏州同心医疗器械有限公司	
16	髋关节假体系统	北京固圣生物科技有限公司	
17	全降解鼻窦药物支架系统	浦易（上海）生物技术有限公司	2016 年 6 月 6 日
18	肝脏储备功能检测仪	武汉昊博科技有限公司	
19	腔内肿瘤冷冻消融导管	宁波胜杰康生物科技有限公司	
20	miR－92a 基因表达水平检测试剂盒（荧光 RT－PCR 法）	深圳市晋百慧生物有限公司	
21	骶神经刺激系统	北京品驰医疗设备有限公司	2016 年 6 月 17 日
22	具有心肺复苏质量监测功能的病人监护系统	深圳迈瑞生物医疗电子股份有限公司	
23	植入前胚胎染色体非整倍体检测试剂盒（可逆末端终止测序法）	杭州贝瑞和康基因诊断技术有限公司	
24	植入式心脏起搏器	先健科技（深圳）有限公司	
25	经导管主动脉人工瓣膜	Boston Scientific Corporation	2016 年 7 月 29 日
26	经导管主动脉瓣膜及输送系统	上海微创医疗器械（集团）有限公司	
27	卵圆孔未闭封堵器	先健科技（深圳）有限公司	
28	人乳腺癌分子分型定量检测试剂盒（PCR－荧光探针法）	BioNTech Diagnostics GmbH	

续表

序号	产品名称	申请人	发布时间
29	丙型肝炎病毒核酸定量检测试剂盒（PCR－荧光探针"磁珠－管法"）	北京纳捷诊断试剂有限公司	
30	胚胎植入前染色体非整倍体检测试剂盒（可逆末端终止测序法）	北京中仪康卫医疗器械有限公司	
31	微孔灌注肾动脉消融导管	心诺普医疗技术（北京）有限公司	
32	人 EGFR/ALK/BRAF/KRAS 基因突变联合检测试剂盒（杂交捕获测序法）	广州燃石医学检验所有限公司	2016 年 9 月 26 日
33	分支型胸主动脉覆膜血管内支架系统	W. L. GORE & AS-SOCIATES, INC.	
34	主动脉瘤治疗用血层流调节支架及其血管造影控制输送系统	CARDIATIS SA	
35	动态血糖监测系统	上海移宇科技有限公司	
36	封堵器系统	上海心瑞医疗科技有限公司	2016 年 10 月 18 日
37	多电极肾动脉射频消融导管及多通道肾动脉射频消融仪	上海安通医疗科技有限公司	
38	骶神经刺激系统	杭州承诺医疗科技有限公司	
39	全降解聚合物基体药物（雷帕霉素）洗脱支架系统	乐普（北京）医疗器械股份有限公司	2016 年 11 月 15 日
40	血管内断层成像导管	南京沃福曼医疗科技有限公司	

续表

序号	产品名称	申请人	发布时间
41	全自动化学发光免疫分析仪	北京联众泰克科技有限公司	
42	无导线心脏起搏器及系统	St. Jude Medical	
43	恒温扩增多段磁导核酸分析仪	杭州优思达生物技术有限公司	2016年11月15日
44	活化CD4细胞三磷酸腺苷（ATP）检测试剂盒（化学发光法）	上海云泽生物科技有限公司	
45	脑血栓取出装置	江苏尼科医疗器械有限公司	

来源：CFDA，奥咨达整理。

截至2016年，共有91个产品通过了CFDA的创新医疗器械特别审批程序，按产品类型进行简单分类如表3－17所示（仅供参考）。其中，血管心脏类产品是创新医疗器械的重点区域。

表3－17 2014—2016年获批的创新医疗器械产品分类

产品类型	产品名称	申请人
介入瓣膜	经皮介入人工心脏瓣膜系统	杭州启明医疗器械有限公司
	介入人工生物心脏瓣膜	江苏苏州杰成医疗科技有限公司
	经导管主动脉人工瓣膜	Boston Scientific Corporation
	经导管主动脉瓣膜及输送系统	上海微创医疗器械（集团）有限公司
冠脉可吸收支架	可吸收药物冠脉支架系统	先健科技（深圳）有限公司
	全吸收式生物血管支架系统	Abbott Vascular
	生物全降解冠脉雷帕霉素洗脱支架系统	山东华安生物科技有限公司
	全降解聚合物基体药物（雷帕霉素）洗脱支架系统	乐普（北京）医疗器械股份有限公司
	生物可吸收雷帕霉素靶向洗脱冠脉支架系统	上海微创医疗器械（集团）有限公司

续表

产品类型	产品名称	申请人
药物洗脱球囊	药物洗脱外周球囊扩张导管	北京先瑞达医疗科技有限公司
	药物球囊扩张导管（商品名：Reewarm PTX）	微创心脉医疗科技（上海）有限公司
	药物洗脱外周球囊导管	先健科技（深圳）有限公司
	药物洗脱 PTA 球囊扩张导管	浙江归创医疗器械有限公司
心脏起搏器	无导线心脏起搏器及系统	St. Jude Medical
	Micra™ 经导管植入式无导线起搏系统	Medtronic，Inc.
	植入式心脏起搏器	先健科技（深圳）有限公司
消融导管	微孔灌注肾动脉消融导管	心诺普医疗技术（北京）有限公司
	腔内肿瘤冷冻消融导管	宁波胜杰康生物科技有限公司
	多电极肾动脉射频消融导管及多通道肾动脉射频消融仪	上海安通医疗科技有限公司
	具有精确标测肾交感神经功能的消融导管和神经刺激射频消融仪	苏州信迈医疗器械有限公司
覆膜支架	分支型胸主动脉覆膜血管内支架系统	W. L. GORE & ASSOCIATES, INC.
	分支型主动脉覆膜支架及输送系统（商品名：Castor）	上海微创医疗器械（集团）有限公司
	腹主动脉覆膜支架系统	北京华脉泰科医疗器械有限公司
动脉瘤器械	血管内动脉瘤密封系统（NEL-LIX® EndoVascular Aneurysm Sealing System）	Endologix International Holdings B. V.
	主动脉瘤治疗用血层流调节支架及其血管造影控制输送系统	CARDIATIS SA
心室辅助	植入型左心室辅助人工心脏	重庆永仁心医疗器械有限公司
	心室辅助装置	苏州同心医疗器械有限公司

续表

产品类型	产品名称	申请人
封堵器	卵圆孔未闭封堵器	先健科技（深圳）有限公司
	左心耳封堵器系统	先健科技（深圳）有限公司
	封堵器系统	上海心瑞医疗科技有限公司
神经刺激	具有无线程控功能的双通道植入式神经刺激系统	苏州景昱医疗器械有限公司
	迷走神经刺激系统	北京品驰医疗设备有限公司
	骶神经刺激系统	杭州承诺医疗科技有限公司
	骶神经刺激系统	北京品驰医疗设备有限公司
成像系统	锥光束乳腺CT（科宁锥光束乳腺三维成像系统）	科宁（天津）医疗设备有限公司
	正电子发射断层成像装置	明峰医疗系统股份有限公司
	可变角双探头单光子发射计算机断层成像设备	北京永新医疗设备有限公司
	用于管腔道、呼吸道检测的光学干涉断层成像系统	广东永士达医疗科技有限公司
	正电子发射及X射线计算机断层成像装置	明峰医疗系统股份有限公司
监测系统	三维心脏电生理标测系统	上海微创电生理医疗科技有限公司
	具有心肺复苏质量监测功能的病人监护系统	深圳迈瑞生物医疗电子股份有限公司
	动态血糖监测系统	上海移宇科技有限公司
手术系统	外科手术机器人定位系统	北京天智航医疗科技股份有限公司
	无框架脑立体定向手术系统	北京柏惠维康科技有限公司

续表

产品类型	产品名称	申请人
测试仪器	红细胞寿命测定仪	深圳市先亚生物科技有限公司
	恒温扩增多段磁导核酸分析仪	杭州优思达生物技术有限公司
	全自动化学发光免疫分析仪	北京联众泰克科技有限公司
	肝脏储备功能检测仪	武汉昊博科技有限公司
	基因测序仪	深圳华因康基因科技有限公司
	恒温扩增微流控芯片核酸分析仪	博奥生物集团有限公司
骨科植入	胸骨板	常州华森医疗器械有限公司
	可降解镁骨内固定螺钉	东莞宜安科技股份有限公司
	钛合金髋关节镀膜球头	中奥汇成科技股份有限公司
	多孔钽骨填充材料	重庆润泽医药有限公司
	髋关节假体系统	北京固圣生物科技有限公司
体外诊断	大肠癌甲基化基因检测试剂盒（PCR 荧光探针法）	博尔诚（北京）科技有限公司
	MTHFR C677T 基因检测试剂盒（PCR - 金磁微粒层析法）	西安金磁纳米生物技术有限公司
	SMN1 基因外显子缺失检测试剂盒（荧光定量 PCR 法）	上海五色石医学研究有限公司
	miR - 92a 基因表达水平检测试剂盒（荧光 RT - PCR 法）	深圳市晋百慧生物有限公司
	人乳腺癌分子分型定量检测试剂盒（PCR - 荧光探针法）	BioNTech Diagnostics GmbH
	丙型肝炎病毒核酸定量检测试剂盒（PCR - 荧光探针 "磁珠 - 管法"）	北京纳捷诊断试剂有限公司
	活化 CD4 细胞三磷酸腺苷（ATP）检测试剂盒（化学发光法）	上海云泽生物科技有限公司
	胚胎植入前染色体非整倍体检测试剂盒（半导体测序法）	苏州贝康医疗器械有限公司

续表

产品类型	产品名称	申请人
体外诊断	人 EGFR 基因突变检测试剂盒（高通量测序法）	深圳华因康基因科技有限公司
	呼吸道病原菌核酸检测试剂盒（恒温扩增芯片法）	博奥生物集团有限公司
	二十项耳聋相关基因检测试剂盒（微阵列芯片－飞行时间质谱法）	北京毅新博创生物科技有限公司
	胚胎植入前染色体非整倍体检测试剂盒（可逆末端终止测序法）	北京中仪康卫医疗器械有限公司
	植入前胚胎染色体非整倍体检测试剂盒（可逆末端终止测序法）	杭州贝瑞和康基因诊断技术有限公司
	人 EGFR/ALK/BRAF/KRAS 基因突变联合检测试剂盒（杂交捕获测序法）	广州燃石医学检验所有限公司
	21 三体、18 三体和 13 三体检测试剂盒	中山大学达安基因股份有限公司
生物材料	脑硬膜防渗医用涂敷系统	北京赛奇科科技有限公司
	可吸收硬脑膜封合医用胶	山东赛克赛斯药业科技有限公司
	外科生物补片（膀胱、腹壁修补专用）	上海松力生物技术有限公司
	组织工程人角膜内皮	青岛宇明生物技术有限公司
	生物型人工角膜	广州优得清生物科技有限公司
	脱细胞角膜基质	深圳艾尼尔角膜工程有限公司
	三 aPCS 型角膜基质替代物	青岛中皓生物工程有限公司
	医用人工神经移植物	江苏益通生物科技有限公司
眼科	折叠式人工玻璃体	广州卫视博生物科技有限公司
	人工晶状体	爱博诺德（北京）医疗科技有限公司

续表

产品类型	产品名称	申请人
其他	一次性可吸收钉皮下吻合器	北京颐合恒瑞医疗科技有限公司
	无张力尿失禁悬吊系统	深圳迈普再生医学科技有限公司
	全降解鼻窦药物支架系统	浦易（上海）生物技术有限公司
	儿童型智能控制洗胃机	天津市同业科技发展有限公司
	二尖瓣成形夹及导管输送系统	Evalve, Inc. DBA Abbott Vascular Inc.
	脑血栓取出装置	江苏尼科医疗器械有限公司
	血管内断层成像导管	南京沃福曼医疗科技有限公司
	瓣膜成形环	金仕生物科技（常熟）有限公司
	血管重建装置	微创神通医疗科技（上海）有限公司
	肺动脉带瓣管道	武汉亚心医疗科技有限公司
	三层仿生小口径人造血管	武汉杨森生物技术有限公司

数据来源：CFDA 器械小学童公众号，奥咨达整理。

第4章　中国医疗器械投资概况

4.1　2016 年医疗器械行业投融资案例汇总

　　我国医疗器械行业正处于蓬勃发展阶段，企业的发展壮大，离不开资本的助力。作为朝阳产业的医疗器械行业，在大量新技术不断涌现和需求的持续增长的带动下，企业投融资和并购越来越频繁。据奥咨达收集汇总，2016 年国内医疗器械行业投融资案例多达 100 多起，其中投资金额超过 3 000 万元的有 50 多起。随着越来越多的创业者、投资者加入医疗器械行业，医疗器械投融资热潮将持续升温。表 4 - 1 为 2016 年投融资案例汇总。

表 4 - 1　2016 年投融资案例汇总

投资时间	被投资方公司名称	投资方公司名称	产品、服务	投资金额（万元）
2016 年 1 月 1 日	深圳市中科微光医疗器械技术有限公司	深圳仙瞳资本管理有限公司	生物医学光学影像系统	3 000
2016 年 1 月 1 日	方润医疗器械科技（上海）有限公司	毓承资本红杉资本中国基金	医疗设备	6 000
2016 年 1 月 5 日	上海吉凯基因化学技术有限公司	华夏信诺创投、澳洋科技、弘晖投资	生物科技	10 000
2016 年 1 月 14 日	光景生物科技（苏州）有限公司	北京联想之星创业投资有限公司	体外诊断产品、感染控制产品	1 000

续表

投资时间	被投资方公司名称	投资方公司名称	产品、服务	投资金额（万元）
2016年1月14日	乐普（北京）医疗器械股份有限公司	中关村三川股权投资	医疗设备	30 000
2016年1月15日	华润万东医疗装备股份有限公司	西藏瑞华资本管理有限公司、上海盛宇股权投资中心（有限合伙）、上海云锋新创股权投资管理中心（有限合伙）	医疗诊断、监护及治疗设备制造	57 999
2016年1月20日	方润医疗器械科技（上海）有限公司	药明康德健康管理有限公司	医疗设备	600
2016年1月21日	上海睿昂生物技术有限公司	易凯资本有限公司	医疗器械	15 050
2016年1月22日	成都生命基线科技有限公司	深圳日靖四方创业投资有限公司	基因科技服务	200
2016年1月25日	乐普（北京）医疗器械股份有限公司	中关村三川（北京）股权投资管理有限公司	生产医疗器械支架系统	50 346
2016年2月1日	赛福解码（北京）基因科技有限公司	创见（北京）投资管理有限公司、北京将门成长创业投资中心（有限合伙）、北京朗玛峰创业投资管理有限公司	基因数据分析解读、基因诊断产品	1 000
2016年2月1日	武汉景川诊断技术股份有限公司	上海博润投资管理有限公司	体外诊断产品	360
2016年2月22日	深圳微点生物技术股份有限公司	深圳市东证鼎晟健康医疗投资基金管理有限公司、上海开物兴华创业投资管理有限公司	精确定量荧光免疫检测POCT平台	2 996

续表

投资时间	被投资方公司名称	投资方公司名称	产品、服务	投资金额（万元）
2016 年 2 月 22 日	北京唯迈医疗设备有限公司	深圳市分享创业投资管理有限公司	数字减影血管造影机	500
2016 年 3 月 3 日	上海美吉生物医药科技有限公司	天津创业投资管理有限公司	基因测序	500
2016 年 3 月 9 日	上海健耕医药科技股份有限公司	上海博润投资管理有限公司	器官移植相关药品及医疗器械	2 400
2016 年 3 月 9 日	武汉默联股份有限公司	天风汇盈（武汉）投资管理有限公司、湖北高金投资管理有限公司	医疗自助服务设备	2 500
2016 年 3 月 10 日	仁度生物	东方华盖创投基金	分子诊断技术	10 000
2016 年 3 月 14 日	艾吉泰康生物科技（北京）有限公司	贝壳基金、北京联想之星创业投资有限公司、浙江普华天勤股权投资管理有限公司	高通量测序（NGS）靶向捕获及建库技术	4 000
2016 年 3 月 22 日	携康长荣医院管理（北京）有限公司	NA	医疗设备	2 000
2016 年 3 月 24 日	杭州启明医疗器械有限公司	高盛集团有限公司	生物心脏瓣膜	25 000
2016 年 3 月 28 日	上海天慈国际药业有限公司	国泰君安创新投资有限公司	生物制品、医疗器械	1 000
2016 年 4 月 11 日	深圳市碳云智能科技有限公司	中源协和细胞基因工程股份有限公司	数字生命生态系统	100 000
2016 年 4 月 11 日	上海蓝怡科技股份有限公司	NA	医学材料、器械制造	7 000

投资时间	被投资方公司名称	投资方公司名称	产品、服务	投资金额（万元）
2016 年 4 月 13 日	北京柏惠维康科技有限公司	北京乾祥海泉投资管理有限公司、真格基金	医疗器械	3 000
2016 年 4 月 19 日	柏盛国际集团有限公司	中信产业投资基金管理有限公司	心血管业务单元药物洗脱支架	700 000
2016 年 5 月 1 日	苏州瑞步康医疗科技有限公司	西藏华闻资产管理有限公司、上海鸿立股权投资有限公司	医疗设备技术研发、制造	1 000
2016 年 5 月 1 日	合肥市未来药物开发有限公司	广发信德投资管理有限公司	医药、医疗设备	4 000
2016 年 5 月 12 日	上海丰汇医学科技股份有限公司	深圳市中金富创业投资管理有限公司	全自动生化分析仪	1 000
2016 年 5 月 27 日	重庆澳凯龙医疗科技股份有限公司	黑龙江鸿鹤股权投资基金管理有限公司	血液净化和血处理设备	3 000
2016 年 5 月 30 日	北京旌准医疗科技有限公司	浙江九仁资本管理有限公司、烟台泰达创业投资管理有限公司、江苏毅达股权投资基金管理有限公司、深圳市东方富海投资管理股份有限公司	分子诊断产品	3 000
2016 年 6 月 3 日	上海博恩登特科技有限公司	IDG 资本	口腔设备耗材研发	400
2016 年 6 月 8 日	江苏鱼跃医疗设备股份有限公司	西藏康盛投资管理有限公司	医疗器械制造	25 800
2016 年 6 月 12 日	南京世和基因生物技术有限公司	东方邦信创业投资有限公司	基因检测技术	3 000

续表

投资时间	被投资方公司名称	投资方公司名称	产品、服务	投资金额（万元）
2016 年 6 月 13 日	南京世和基因生物技术有限公司	北京北陆药业股份有限公司、北京东资股权投资基金管理有限公司	生物工程	6 000
2016 年 6 月 14 日	厦门基科生物科技有限公司	中国银河投资管理有限公司	爱基因非医疗性基因检测项目	3 000
2016 年 6 月 17 日	DeepCare	上海自友投资管理有限公司	人工智能医学影像	600
2016 年 6 月 20 日	国科恒泰（北京）医疗科技有限公司	上海山蓝投资管理有限公司、通和资本、北极光风险投资、国科嘉和（北京）投资管理有限公司、君联资本管理股份有限公司	医疗耗材	20 000
2016 年 6 月 20 日	常州百瑞吉生物医药有限公司	南京协立投资管理有限公司、上海谱润股权投资管理有限公司	材料	2 000
2016 年 6 月 20 日	杭州启明医疗器械有限公司	德诺创业投资合伙企业	生物心脏瓣膜	3 000
2016 年 6 月 20 日	上海兰卫医学检验所股份有限公司	湖南天巽投资管理有限公司	医学检验服务	8 032
2016 年 6 月 21 日	上海邦耀生物科技有限公司	上海紫竹小苗股权投资基金有限公司、深圳市东方富海投资管理股份有限公司、上海连锐创业投资合伙企业（有限合伙）	CRISPR/Cas9 基因编辑技术	1 200

投资时间	被投资方公司名称	投资方公司名称	产品、服务	投资金额（万元）
2016年6月28日	北京鑫诺美迪基因检测技术有限公司	深圳高特佳投资集团有限公司	免疫监测、肿瘤测序	1 000
2016年6月28日	深圳市金准生物医学工程有限公司	深圳市东方融润投资管理有限公司	医疗设备、医疗服务	1 000
2016年7月14日	深圳汇智润达科技有限公司	深圳市分享创业投资管理有限公司	穿戴式医疗设备	500
2016年7月14日	苏州天臣国际医疗科技有限公司	深圳市分享创业投资管理有限公司	外科手术器械	500
2016年7月15日	苏州泓迅生物科技有限公司	苏州凯风正德投资管理有限公司、南京协立投资管理有限公司	生物技术	1 000
2016年7月17日	深圳市新产业生物医学工程股份有限公司	深圳市基石资产管理股份有限公司	研发、生产及销售系列全自动化学发光免疫	1 000
2016年7月25日	福建施可瑞医疗科技股份有限公司	福建省创新创业投资管理有限公司	医用脚轮	1 904
2016年7月26日	江苏赛诺格兰医疗科技有限公司	国泰君安创新投资有限公司	高端医疗影像设备	1 000
2016年7月28日	上海复宏汉霖生物技术有限公司	华盖资本有限责任公司	生物技术	7 000
2016年7月29日	深圳市新产业生物医学工程股份有限公司	招商致远资本投资有限公司	研发、生产及销售系列全自动化学发光免疫	1 000
2016年8月2日	东软熙康健康科技有限公司	NA	医疗设备	43 000

续表

投资时间	被投资方公司名称	投资方公司名称	产品、服务	投资金额（万元）
2016 年 8 月 5 日	无锡海斯凯尔医学技术有限公司	重庆麒厚西海股权投资管理有限公司、君联资本管理股份有限公司	无创肝纤维化诊断仪	10 000
2016 年 8 月 5 日	瑞康医药股份有限公司	深圳市创新投资集团有限公司	医疗器械	67 300
2016 年 8 月 10 日	诺鑫（南通）医疗技术有限公司	南通康成亨能达创业投资管理有限公司、弘讯诺鑫南通股权投资中心（有限合伙）	医疗器械	1 500
2016 年 8 月 10 日	杰隆生物	上海中路（集团）有限公司	血浆粉、技术开发	3 000
2016 年 8 月 16 日	杭州倚天生物技术有限公司	上海中民银孚投资管理有限公司、宁波景行天成财富投资管理有限公司	医疗器械批发	90 220
2016 年 8 月 22 日	上海鸥远生物技术有限公司	辰德资本投资管理有限公司、深圳市松禾资本管理有限公司、礼来亚洲基金	基因测序	13 000
2016 年 8 月 22 日	北京叮咚柠檬科技有限公司	北京普思投资有限公司、深圳前海小白互动资本管理有限公司	皮肤护理服务	2 000
2016 年 8 月 23 日	基蛋生物科技股份有限公司	NA	诊断试剂、医疗器械	3 000
2016 年 8 月 23 日	南京基蛋生物科技有限公司	NA	诊断试剂、医疗器械	NA
2016 年 8 月 26 日	北京吉因加科技有限公司	深圳市松禾资本管理有限公司、上海火山石投资管理有限公司、深圳前海华大基因投资企业（有限合伙）	肿瘤精准用药、疗效监测、术后复发检测	20 000

续表

投资时间	被投资方公司名称	投资方公司名称	产品、服务	投资金额（万元）
2016 年 8 月 29 日	北京全域医疗技术有限公司	正和磁系大天使基金、联基金	精准云放疗技术	18 000
2016 年 8 月 29 日	珠海国佳新材股份有限公司	深圳前海勤智国际资本管理有限公司	凝胶核心材料及凝胶芯制品研发	4 500
2016 年 9 月 6 日	宁波爱诺医药科技有限公司	宁波海邦财智投资管理有限公司	医药科技	500
2016 年 9 月 7 日	上海序康医疗科技有限公司	通和资本	基因测序	10 500
2016 年 9 月 7 日	上海序康医疗科技有限公司	新产业创投、海利生	医疗科技、基因科技	14 000
2016 年 9 月 9 日	以岭弘励健康有限公司	深圳弘励格睿投资管理有限公司	医疗级别心电监测系列产品的中国区销售	400
2016 年 9 月 12 日	丰能医药科技（上海）有限责任公司	NA	家用医疗检测系统	500
2016 年 9 月 19 日	上海极橙医疗科技有限公司	深圳市分享创业投资管理有限公司	口腔连锁诊所服务	1 500
2016 年 9 月 19 日	上海品瑞医疗器械设备有限公司	深圳市东方富海投资管理股份有限公司	牙科医疗设备领域	3 000
2016 年 9 月 20 日	上海至本生物科技有限公司	IDG 资本、上海火山石投资管理有限公司、深圳市松禾资本管理有限公司	基因测序	7 000

续表

投资时间	被投资方公司名称	投资方公司名称	产品、服务	投资金额（万元）
2016年9月20日	北京泛生子生物科技有限公司	约印创投、深圳市分享创业投资管理有限公司、深圳嘉道谷投资管理有限公司、新天域资本	生物技术	20 000
2016年9月21日	深圳益生康云科技发展有限公司	TCL集团股份有限公司	按摩设备、医疗服务	2 000
2016年9月22日	深圳诺康医疗设备股份有限公司	昆吾九鼎投资管理有限公司	无袖带连续血压监测仪	7 000
2016年9月22日	凯普医检	上海磐霖资产管理有限公司	医学检验、临床试验、健康体检、卫生检验、科研服务	2 000
2016年9月28日	上海雅御医院管理有限公司	浙江中赢控股集团有限公司	雅御口腔	500
2016年9月30日	深圳市中瑞奇电子科技有限公司	NA	医疗设备	500
2016年10月10日	汇创宜泰州医疗科技有限公司	中科招商投资管理集团股份有限公司	医疗器械	1 000
2016年10月18日	天合永信（北京）投资有限公司、贝壳基金、深圳市松禾资本管理有限公司	上海锐翌生物科技有限公司	生物科技	4 000
2016年10月18日	上海锐翌生物科技有限公司	深圳市松禾资本管理有限公司、天合永信（北京）投资有限公司、贝壳基金	生物科技	4 000

续表

投资时间	被投资方公司名称	投资方公司名称	产品、服务	投资金额（万元）
2016 年 10 月 19 日	图玛深维医疗科技（苏州）有限公司	真格基金、经纬创投中国基金	医疗科技	1 000
2016 年 10 月 19 日	广东凯普生物科技股份有限公司	上海磐霖资产管理有限公司	生物基因分析检测系列仪器	3 000
2016 年 10 月 27 日	慧影医疗科技（北京）有限公司	蓝驰创投基金	辅助诊断、阅片服务	2 000
2016 年 11 月 7 日	吉林省迈达医疗器械股份有限公司	吉林省科技投资基金有限公司	医疗器械设备的研发、制造及销售	500
2016 年 11 月 9 日	无锡药明康德有限公司	大华创业投资管理有限公司、天增地长（上海）创业投资管理有限公司、斯道资本	生物技术	13 000
2016 年 11 月 10 日	湖南一特电子医用工程股份有限公司	启航投资、长沙科风投和长沙高新	医疗设备	319
2016 年 11 月 10 日	麦递途工贸（上海）有限公司	晨兴资本	3D 打印	NA
2016 年 11 月 20 日	天津智特医疗器械有限公司	携程	医疗设备	NA
2016 年 11 月 23 日	深圳掌康科技有限公司	上海合之力投资管理有限公司	智能多普勒胎心仪	500
2016 年 11 月 28 日	南京贝登医疗股份有限公司	上海天亿投资（集团）有限公司、浙江普华天勤股权投资管理有限公司、深圳市东方富海投资管理股份有限公司	医疗器械 B2B 供应链电商平台	6 500

续表

投资时间	被投资方公司名称	投资方公司名称	产品、服务	投资金额（万元）
2016年11月30日	上海昆亚医疗器械股份有限公司	弘晖资本	医疗设备	2 400
2016年11月30日	缔脉生物医药科技（上海）有限公司	启明维创创业投资管理（上海）有限公司	为医药和医疗设备创新企业提供高端服务	5 500
2016年12月5日	北京希望组生物科技有限公司	经纬创投中国基金、清科创业投资基金、赛富亚洲投资基金管理公司	生物技术	10 000
2016年12月9日	微泰医疗器械（杭州）有限公司	启明创投、浙江九仁资本、辰德资本、紫金港资本、海邦	医疗设备	NA
2016年12月19日	深圳一脉阳光医学科技有限公司	高盛集团	第三方连锁医学影像服务	NA
2016年12月21日	拓普基因科技（广州）有限责任公司	经纬中国创始管理	基因检测	10 000
2016年12月21日	天津天堰科技股份有限公司	弘方晖资本、中卫基金、海通新创等	医疗设备	19 200
2016年12月23日	深圳市巨鼎医疗设备有限公司	NA	医疗自助服务系统及设备研发	35 100

数据来源：私募通，投资中国；奥咨达整理。

注：1. NA表示情况未明；2. 表格数据依照公开资料整理；3. 投资金额为美元的按统一汇率换算成人民币。

4.2　2016 年医疗器械投资热点分析

医疗器械行业近年来均保持着 20% 以上的高速增长态势，成为健康领域备受瞩目的板块。这一方面得益于政策的大力扶持，另一方面与资本的投入也密不可分。在人口老龄化、进口替代等利好因素的助推下，医疗器械行业的投融资非常火爆，越来越多的投资者开始将目光投向医疗器械行业，尤其是如下几个领域，备受投资者青睐，是投资者所关注的热点。

4.2.1　体外诊断试剂

体外诊断试剂包含血液、生化、免疫、分子生物、细菌、POCT 等几大方面。中国的体外诊断试剂行业已经具备了一定的市场规模和基础，正从产业导入期步入成长期，具有较好的市场前景。据统计，2014—2015 年，交易规模在 5 000 万美元的医疗器械相关投资并购案例中，涉及体外诊断的占 1/3。2015 年中国体外诊断市场规模约 500 亿美元，整体增速 17%，预计未来 3 ～ 5 年将保持 15% ～ 20% 的增速，但市场份额分散，公司体量较小，未来自身成长和整合的空间巨大[7]。

相比于国外成熟市场，中国的体外诊断试剂行业规模目前还相对较小。中国的人口占世界人口的 1/5 以上，但是体外诊断试剂领域的份额却只占全球的 4%，中国体外诊断产品的人均年使用量为 1.5 美元，而发达国家人均年使用量为 25 ～ 30 美元。中国体外诊断试剂产业发展总体表现出的特点是市场大，但市场潜力更大。因此，体外诊断试剂是医疗器械行业投融资中炙手可热的一块。

奥咨达认为，一滴血、一口气、一口沫可以实现对疾病的全面检测是未来医疗行业的发展趋势，而如何在合适的切入口找到有效、靠谱的检验手段是体外诊断试剂投资领域的难点。通常，广泛应用于临床检测的体外诊断产品需要具备如下特点：①临床意义清晰；②操作自动化、傻瓜化；③成本可被接受。总之，既符合临床要求，又接地气，适合普通老百姓消费水平的产品才能迅速打开市场。

4.2.2　骨科医疗器械

骨科医疗器械是医疗器械行业不容忽视的细分行业，从整体医疗器械占比来看，大致占6%，近五年国内骨科医疗器械行业保持15.5%左右的复合增长率，远超过全球4.5%左右的增幅。据预测，2015—2018年也将保持15%的复合增长率，市场规模可达到210亿元。其间增长比较大的细分领域是关节类器械和脊柱类器械，可以达到20%以上。骨科器械在医疗器械行业也被看作高值耗材，技术含量较高，产品较高的毛利率水平和巨大市场成长空间，吸引了大量的国内外生产厂家进入该行业[8]。

目前，国内骨科器械行业仍处于发展初期，呈现多、小、弱的特点。近年来，跨国医疗器械巨头对中国骨科医疗器械企业并购意愿越来越大。美敦力以8.16亿美元对康辉控股（中国）公司实施并购，史赛克公司以7.64亿美元收购了中国创生控股有限公司，全球资产管理公司黑石集团以超1亿美元投资国内骨科医疗器械商欣荣博尔特。跨国公司不惜重金投资并购国内骨科医疗器械企业，反映了对国内骨科医疗器械市场的强烈看好，同时也预示着该行业在加速整合。鉴于国内巨大的骨科医疗器械市场成长空间以及骨科医疗器械企业多、小、弱的特点，未来骨科板块仍是医疗器械行业投融资的热门板块。

然而在投融资过程中应该注意的是：骨科医疗器械投资需要特别关注产品的临床认可度。一个公司生产出来的骨科产品能否得到骨科医生的认可和使用，是直接关系到公司生存和发展的关键。以前大部分国内公司生产的产品在临床上得不到认可，使用起来与国外产品差别较大。现在这种状况有了很大的改观，国内一些较大的骨科医疗器械生产厂商如威高，也能生产出质量非常好的骨科器械，究其原因是早期投入很大，十分重视产品的质量，最终得到了临床的认可。一切以市场为导向，临床认可才能决胜骨科领域。

4.2.3　心血管医疗器械

心血管医疗器械领域一直是全球医疗器械市场中规模最大的细分领域之一。根据中国医药经贸杂志预测，2020 年，心脏病医疗器械市场规模占全球医疗器械市场规模的 11%，是仅次于体外诊断的第二大市场[9]。

中国在人口老龄化趋势严重、心脑血管等疾病高发的背景下，心血管介入器械的市场需求巨大，行业发展前景良好。但是，目前我国心血管植入医疗器械方面，本土企业与欧美竞争对手之间仍存在巨大的差距，市场大都掌握在外资企业手中。在占据市场总份额最多的高端介入耗材以及心脏起搏器医疗器材中，美敦力、圣犹达、波士顿科学、雅培等国外企业占据了市场总份额的80%。随着技术的积累以及研发的不断投入，国内企业已开始有所突破。以心血管支架为例，2013 年我国心脏介入手术量超过45 万例，使用支架近 70 万个，其中超过 3/4 的市场已经被国产支架占据。在国产替代的趋势下，心血管器械领域还有很多类似的机会可以发掘。

常见的心血管器械包括：心电图机、除颤器、血管造影仪、电生理导管、血管支架、封堵器等。针对心内科的心电图机、动态心电图除颤器等主要用于诊断，面向医疗机构，设备配置率已较高，增量市场有限，市场份额较小；而封堵器，由于先天性心脏病发病率较低，所以用于治疗的心脏封堵器市场规模也同样较小；用于心脏介入治疗、电生理治疗等的心脏支架和心脏起搏器，属于心脏病市场上的高值耗材器械，患者人群基数大，人数持续增加，市场空间十分广阔[10]。

4.2.4 医学影像设备

医学影像行业主要分为上游医学影像设备及耗材和下游影像诊断服务。医学影像同样也是全球医疗器械规模中名列前茅的细分行业。2012年全球医疗器械市场销售额达3 490亿美元，其中影像诊断产品市场销售额达361亿美元，以10.3%的市场份额位居全球医疗器械市场第3位。中国是全球第四大医学影像市场，占全球份额的12%，预计到2018年，医学影像市场规模将达到55亿美元。在社会需求剧增、行业利润丰厚的背景下，中国医学影像设备行业高度发展，在我国医疗器械细分市场中规模最大，占据38%的份额。

近年来，独立影像中心的政策限制逐渐放开，催生出行业的发展大机遇。国家卫生与计划生育委员会（卫计委）2016年8月12日出台《医学影像诊断中心基本标准和管理规范（试行）》的通知，文件明确了医学影像诊断中心的"政治地位"：属于单独设置的医疗机构，为独立法人单位，由设区的市级及以上卫生计生行政部门设置审批。该通知明确提出，鼓励医学影像诊断中心连锁化、集团化，建立规范化、标准化的管理与服务模式。对拟开办集团化、连锁化医学影像诊断中心的申请主体，可以优先设置审批。医学影像行业变革，催生出独立医学影像中心的机遇。据国金证券研报显示，国内独立影像中心市场规模500亿元，其中省会城市市场规模200多亿元，县级规模300多亿元，市场空间巨大。

值得大家关注的是，根据《数字化医疗影像诊断器械的发展态势分析》的研究，国产影像设备未来要想抢占更多的市场，需要突破"三高"。首先是高分辨率，这几乎是所有医疗影像设备的共性需求，若能够侦测到人体更深、更细的组织，则能更早发现问题。其次是高集成度，加快对医学影像中定量诊断、分子影像、红外成像等技术与介入治疗的相互融合，以促进新型成像技术和图像处理方法的改进和创新。同时，加强3D打印技术与医学影像辅助分析的结合，对相关前沿技术进行布局，抢占技术高地。第三是高端化，通过加强图像通信、影像采集、激光扫描系统等方面的研究，进一步开展对高频化、数字化技术的应用研发[11]。

4.2.5　康复器械

随着我国人口老龄化趋势加快，越来越多的老年人需要康复护理方面的服务。康复医疗需求主要来自三方面人群：老年人群、残疾人群和慢性病患者。2013年，我国国内康复医疗市场规模仅有30亿美元，远低于美国的1 000亿美元。而人均消费额更存在较大差异，美国人均消费额约80美元，我国人均消费额仅2.3美元。同时，我国还存在康复设备缺乏并且落后的问题。我国内地省会城市综合医院中有51%的医院康复训练场地不够，49.6%康复设备陈旧，并且缺乏现代化的康复业务管理软件系统，无法满足康复治疗要求以及患者需求。近年来，我国提出"防、治、康"三结合且要"补足康复医学的短板"，这都预示着康复医学发展的春天已经来临。康复器械有望成为医疗器械行业下一个新的增长点[12,13]。

然而，投资者如果在康复器械产品上投资，需要考虑以下几个未来发展趋势：

1. 信息化

通过打造康复档案区域信息平台，利用物联网技术和云计算技术，实现功能障碍者与康复器械提供者以及医疗康复机构之间的互动，使康复服务逐步达到信息化。

2. 智能化

随着计算机与人工智能技术的进步，康复器械与患者之间的人机交互的智能化是未来发展的方向。

3. 家庭化

随着人们健康意识的不断增强，自我保健越来越受到人们的关注，一些简便、易用的康复保健器具在家庭中迅速增多。将复杂的、难操作的康复器械转变为简单易用的家庭康复器械将是未来发展趋势。

4. 个性化

康复往往需要个性化的服务，由于功能障碍人群在功能障碍程度、年龄、体型等方面的差异，对康复器械的需求千差万别。未来有针对性地提供康复器械个性化定制和服务将成为康复器械生产企业的巨大机遇。

4.3　奥咨达推荐的医疗器械投资领域

2016年全球医疗器械行业的大型并购接连不断，雅培以250亿美元收购圣犹达医疗公司，佳能以59亿美元收购东芝医疗器械子公司。国内情况，恒基达鑫以60.6亿元收购山东威高骨科材料股份有限公司，迪安诊断与德清沛若、德清和恒等签署增资并股权转让协议，斥资1.53亿元收购盛时科华51％股权。在全球市场不断并购整合、强强联手的趋势下，中国医疗器械行业也蓄势待发。医疗器械投资火热，政策法规和市场发展趋势带动行业升温，企业通过并购进入医疗器械细分领域，进一步扩大业务。再者，越来越多的医疗器械企业寻求海外并购，加强自身规模与业务升级。从投融资金额和投资占比来看，近几年体外诊断和高值耗材的投资数量和交易规模都在攀升，成为国内并购投资的焦点。因此，未来医疗器械的投资空间和发展机会将会非常大。而未来四大医疗器械投资领域分别是体外诊断试剂、康复医疗设备、高值医用耗材和家用医疗器械。

4.3.1 体外诊断试剂

体外诊断试剂（In Vitro Diagnostics，IVD）在中国起步较晚，却发展迅速，近年来深受企业追捧。随着体外诊断技术的普及和公共医疗服务水平的提升，IVD 在中国、印度等新兴国家市场得到了迅速推广，取得了较快的市场增速。根据 Evaluate Med Tech 公布的 2016 年全球医疗器械市场行业增速和市场规模预测，IVD 产业依然位列全球各类医疗器械销售额排名第一。行业总体趋于集中，罗氏、雅培、赛默飞、西门子和丹纳赫为体外诊断技术的前五大生产商。体外诊断投资并购将不容忽视。

1. 政策法规对国产医疗器械的支持

一方面，2016 年 CFDA 加强对医疗器械行业的监管，提高医疗器械注册、准入、临床门槛，淘汰了许多低端、劣质以及不符合规定的医疗器械制造商，使得医疗器械市场更加健康发展，国产品牌市场份额逐渐提高。另一方面，国家政策偏好于国产品牌，鼓励大型医院进行医疗器械的进口替代。政府同时也加大力度进行分级诊疗的改革，使得许多病人分流到社区医院进行诊治。这一举措，大大降低了进口医疗器械的使用率和市场占有率，有利于国产体外诊断试剂的发展。从长期投资的角度看，国产体外诊断试剂的发展和整合空间巨大，利润高，发展前景明朗。有效地抑制进口品牌的垄断，使得国内企业能与全球大型医疗器械机构相抗衡。

2. 投资者更多地关注拥有技术亮点的公司

例如那些增长迅速的细分市场，包括化学发光免疫诊断和分子诊断。2015 年化学发光市场容量为 160 亿元，预计 2016 年市场容量为 200 亿元，增长速度达到 25%。未来 3 年依然会保持 20% ~ 25% 的增长，投资前景可观。另外一方面，化学发光研发技术门槛高，研发投入大，研发周期长，因此，涉足这一方面的国内制造商比较少。国内 90% 的化学发光市场都被进口企业所垄断，不会出现如生化市场相对红海的情况，专注于产品本身且贴近市场需求的厂家一定会被市场认可。因此拥有这些技术亮点的公司必将在不久的将来迅猛发展。外资制造商将面临多方面的巨大挑战，例如政策法规对国产的支持，国产制造商的技术崛起和国产制造价格优势等方面。国产化学发光制造品牌的提升会带来持续的、巨大的投资价值[14]。

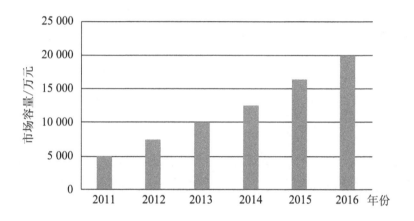

图 4 - 1　2011—2016 年中国化学发光市场容量

3. 市场、渠道的拓展及管控能力强

在 IVD 领域，我国 IVD 产业增长迅速，但产业集中度相对较低。体外诊断可以影响 70% 左右的医疗决策，体外诊断行业的发展与应用，有助于优化医疗器械和药品的使用，提高使用效率。IVD 产业有许多细分市场，每个细分领域都拥有广阔的市场空间，但企业很难靠单一产品取胜，企业必须拥有较强的市场拓展能力，通过渠道建设和产品的先发优势占领市场，提升竞争力。中国医疗器械制造企业可以加强市场、渠道的拓展及管控能力来吸引投

资者的眼球。

4. POCT 将成为下一阶段投资热点

POCT 是高度活跃的 IVD 市场，具有检测时间短，对操作者专业知识要求低，对环境要求低等特点。POCT 在中国市场的占有率较低。随着人们对快速诊断需求的增加，POCT 这种快速检测必然成为趋势。在进口替代方面，国内公司还具有一定的优势与机会。POCT 发展空间较大，如血糖、妊娠检测，血气、电解质分析和疾病标志物的检测等方面的医疗器械。目前国内的技术水平还是相对较低，而且缺乏专利保护，很容易被不法分子盗取挪用，因此其市场格局不稳定。虽然短期内受到不同程度的制约，例如在临床现状和技术水平方面，但 POCT 的行业发展和投资前景一直被投资者看好。同时 POCT 也是医疗器械进入家用市场的必经途径，潜力巨大。

4.3.2　康复医疗设备

近年来，随着社会经济的发展以及康复需求的增加，国内从事康复教育设备研发的企业逐渐增加，不断涌现新的康复教育设备产品。同时随着老龄化程度的提升，政府对康复医疗支持力度加大，康复医院建设涌出一股热潮，投资者也对该领域显示了很大的兴趣。康复医院成为民营资本投资医疗服务最热的子领域之一。

1. 个性化服务为康复医疗设备迎来春天

康复往往需要个性化的服务，由于功能障碍人群在功能障碍程度、年龄、体型等方面的差异，对康复器械的需求千差万别。未来有针对性地提供康复器械个性化定制和服务将成为康复器械生产企业和投资人的巨大机遇[12]。康复器械可按照其功能分为治疗、辅具、保健三大类，康复治疗器械直接受益于康复医疗服务需求和医保政策支持。奥咨达认为，近年来人们更加重视产后康复器械和治疗康复器械，有望成为继 IVD 领域后，又一大投资和生产领域的新热点。

2. 中国对康复医疗设备的需求巨大

肢体残疾主要由骨关节病、脊髓损伤和脑血管疾病等造成。大量存在的骨关节疾病，其疼痛和功能障碍会导致行走能力、劳动力丧失，甚至致残。我国肢体残疾基数庞大，且人数仍在递增，人口老龄化增加了致残概率和残疾人的数量。康复器械和康复医院的供给不足，使市场形成较大的需求空间，这意味着投资康复医疗设备行业的回报率高、增长速度快。同时政府大力增加康复医疗机构，也增加了康复器械的需求。中国市场目前在康复器械领域尚未饱和，是投资的好时机。预测未来二级以上医院设置康复医学专科的数量近 1 万所，这里还不包括社区等康复机构，考虑到康复设备单价在数十万至数百万元之间，即使一所医院每个康复医学专科配一台设备，市场空间也将达到数百亿元，成长空间巨大[13]。

3. 国家政策对康复医疗扶持的力度显著增强

2016 年，《关于新增部分医疗康复项目纳入基本医疗保障支付范围的通知》对康复项目的限定支付范围、使用管理、费用审核等提出了详细的要求；2011 年卫生部发布的《关于开展建立完善康复医疗服务体系试点工作的通知》，则明确提出要建立三级康复医疗分级诊疗体系。一系列的政策体系彰显出康复医疗行业的巨大潜力。同时国家层面支持社会资本的进入，使得社会企业和公立医院强强联手，成为主流的双赢模式。

4. 新兴康复器械的涌现

近年来，众多创新的康复器械出现在市场。例如康复机器人和产后康复器械。近年来，越来越多的人投入母婴行业，其行业利润巨大，同时也打开了产后康复器械市场。现代都市人特别注重身材和健康，很多女性产后为了恢复身材不惜一掷千金，市面上也不断出现各种各样的产后恢复中心，产后康复器械制造商迎来了春天。同时我国肢体残疾者有 2 400 多万人，传统的医疗器械已经不能满足患者的康复需求，这也使得人们对于康复机器人的需求增大。康复器械行业存在着巨大的投资机会。随着近年来公立医院康复科和公立专科康复医院收入增长、产业资本不断加大对康复医疗投资，带动康复器械采购需求大幅增加，未来几年有望继续保持高速增长，是医疗器械投资值得关注的又一方面。

4.3.3　高值医用耗材

高值医用耗材是相对于普通低值耗材而言，一般是属于专科使用、直接作用于人体、对安全性有严格要求、价值相对较高的医用耗材，包括血管介入类、非血管介入类、神经外科类、电起搏器类等多个大类。我国高值医用耗材进出口情况良好，贸易总额达到 11.67 亿美元，同比持平。其中，出口额 1.58 亿美元，同比增长 11.85%；进口额 10.09 亿美元，同比降低 1.63%[15]。

1. 进口替代

高值医用耗材流通过程中存在着很大的利润空间，其市场空间大。以往高值医用耗材都是被进口产品垄断，价格高昂，使大众敬而远之。但随着"进口替代"的兴起，国产高值医用耗材价格更加便宜实惠，质量也不比进口的逊色，国内产品的性价比优势明显。不过考虑到技术门槛，某些细分的科室在"进口替代"这方面发展会比较慢。总体来说，高值医用耗材是国内医疗器械发展的大趋势。

2. 国家政策法规支持

政策方面，国家也大力支持高值医用耗材的发展。2013 年《高值医用耗材集中采购规范》试行，2015 年颁布《全国医疗卫生服务体系规划纲要（2015—2020 年)》，以及 2016 年"两票制""营改增""医疗器械流通领域大整顿"等推行，催生了投资人在医疗器械领域对高值医用耗材的投资并购。政策有利于高值医用耗材行业的整合，其发展处于历史最佳时机。

3. 高值医用耗材出口量激增

中国医药保健品进出口商会发布的分析报告，全面对中国2016年上半年医疗器械进出口市场进行了分析比较。报告中显示出许多市场投资新亮点，其中高值医用耗材，其进出口贸易额增长显著，尤其是血管支架、人造关节、心脏起搏器和人工耳蜗这四类高值医用耗材。不难看出，目前欧洲市场是我国高值医用耗材出口的重心，其出口进入高速增长的阶段。

4. 并购投资

高值医用耗材与 IVD 试剂器械具有较大的相似性，集中度非常低，而且都具有较大的市场发展空间。随着大量的行业投资并购，其募集的资金额巨大，产生巨大的投资机会。在医疗技术行业中高值医用耗材（包括骨科、心血管等细分领域）属于"热度"第一的细分领域。高值医用耗材在医疗技术行业里增长迅速且利润较高，备受投资者青睐。近年来，高值医用耗材的投资呈现出投资金额大、跨界收购增加和估值较高等特点。

5. 某些细分行业趋向饱和

从另外一方面看，高值医用耗材虽然发展潜力巨大，但某些细分行业趋向饱和，例如心血管支架市场。心血管支架属于医用高值耗材，同时也是中国企业的优势领域。而且，不像其他医疗器械产品，心血管支架市场会有波峰与波谷之分，一个产品上市几年后销量就会降到很低。所以在选择投资方面，不妨考虑一下人工关节、心脏起搏器和人工耳蜗这几方面的高值医用耗材。

第5章　中国医疗器械行业未来十年预测

经过30年的持续高速发展，中国医疗器械产业已初步建成了专业门类齐全、产业链条完善、产业基础雄厚的产业体系。中国已经超过日本，成为世界第二大医疗器械市场。同时，我国医疗器械产业也面临着企业规模小、研发能力弱等诸多挑战。未来10年，中国医疗器械市场将与世界市场更加紧密相连，医疗器械制造工艺、新材料应用、研发水平、营销网络将发生明显变化。中国医疗器械产品能否从中低端向高附加值的高端产品转化？中国医疗器械行业未来十年将会发生什么样的变化？以下是奥咨达对中国医疗器械行业未来十年的研判。

5.1　未来十年将是有序发展的黄金生长期

2014年以前，中国医疗器械经历了一段野蛮生长的时期。这段时间内国内的医疗器械行业法规尚不完善，行业的监管相对比较弱，企业更关心产品的销量，而对产品质量不够重视。这使得大家对国产医疗器械产生了一种劣质的印象，普遍对国产器械不信任，很多医院甚至病人都宁愿选择高价的进口器械也不敢使用国产器械。于是乎，进口器械在中国市场长驱直入，尤其在高端医疗器械领域牢牢地占据国内市场。尽管目前中国医疗器械市场面临市场规模小、监管弱、法规不完善等诸多挑战，但未来十年中国医疗器械将与全球紧密相连，步入有序发展的黄金生长期。良好的政策和扶持力度将使医疗器械更好地有序发展。

1. 政策方面，政府决定从加大监管的角度破除行业痼疾，改变我国医疗器械市场内忧外患的局面

2014年是中国医疗器械行业的政策年，新版《医疗器械监督管理条例》《医疗器械注册管理办法》《医疗器械五整治专项行动方案》等一系列新法规陆续出台，医疗器械行业迎来了罕见的政策密集推进期。这些政策法规覆盖了研发、审批、生产、销售及使用的每一个环节，并且宽严并济、与时俱进。其法规的修订与发布对保障医疗器械产品的安全有效、促进产业健康发展起到了积极作用，同时有助于从监管层面改变国产医疗器械粗制滥造、质量低下的现状。

2. 政策与扶持双管齐下

在加强对行业监管的同时，国家也针对医疗器械行业出台了一系列的扶持政策，一方面，卫生与计划生育委员会和食品药品监督管理总局出台的数字诊疗装备重点专项、《中国制造2025》和国家"十三五"战略规划，在很大程度上提升了我国医疗器械行业的地位，使高性能医疗器械产业上升到国家战略高度并受到前所未有的重视与期待，被赋予了优先发展的特权。另一方面，公立医院改革、分级诊疗等一系列政策中，将加大力度鼓励进口替代，优先使用国产医疗器械。另外，审批审评制度改革对国产创新医疗器械开辟了特殊审批通道，这些举措将简化审批程序，提高审批效率，鼓励医疗器械研发创新。国家还启动国产优秀医疗设备遴选工作，旨在推动国产医疗设备的发展和应用。

法规的进一步完善和国家相关政策的支持引导给产业发展创造了良好的发展环境，未来十年将是中国医疗器械行业有序发展的黄金十年。

5.2 未来 3～5 年，中国医疗器械上市公司突破百家

当前，国内医疗器械企业呈"多、小、弱"的特点。全国有 14 000 多家生产企业，经营企业超过 18 万家，但具有一定规模的上市公司还比较少。截至 2016 年底，在大陆 A 股上市的医疗器械企业共有 36 家，加上在香港和海外上市的公司，合计 50 多家（见表 5 – 1）。21 世纪以来，我国医疗器械行业整体处于高速发展阶段，销售总规模从 2001 年的 179 亿元增长至 2015 年的 3 080 亿元，年复合增长率高达 23%，远高于同期全球平均增长速度。

表 5 – 1　中国医疗器械概念上市公司概况

序号	企业简称	股票代码	上市时间	上市地点	主营产品及业务
1	新黄浦	600638	1993 年 3 月	上交所	房地产，子公司以医用 X 射线设备为主导产品
2	中源协和	600645	1993 年 5 月	上交所	细胞工程、基因工程
3	上海医药	601607	1994 年 3 月	上交所	部分医疗器械，子公司上海医疗器械股份有限公司
4	航天长峰	600855	1994 年 4 月	上交所	麻醉剂、呼吸机
5	海南海药	00056	1994 年 5 月	深交所	医药、人工耳蜗
6	东软集团	600718	1996 年 6 月	上交所	医用影像设备
7	通策医疗	600763	1996 年 10 月	上交所	口腔医疗
8	复星医药	600196	1998 年 8 月	上交所	医疗诊断和医疗器械业务
9	中国幸福投资	08116HK	2000 年 7 月	香港联交所	中国医疗数据评估分析及医疗信息技术系统

续表

序号	企业简称	股票代码	上市时间	上市地点	主营产品及业务
10	中国再生医学	08158HK	2001 年 7 月	香港联交所	医学组织工程产品
11	金卫医疗	00801HK	2001 年 12 月	香港联交所	血液回收设备耗材、血浆置换治疗、医院管理
12	华夏医疗	08143HK	2002 年 5 月	香港联交所	医疗投资和医院管理
13	山东药玻	600529	2002 年 6 月	上交所	医用耗材、药用玻璃
14	智城控股	08130HK	2002 年 8 月	香港联交所	医疗资讯系统
15	铭源医疗	00233HK	2002 年 9 月	香港联交所	蛋白芯片、体检
16	新华医疗	600587	2002 年 9 月	上交所	影像、放疗设备、消毒灭菌
17	三瑞控股	S38	2003 年 11 月	新加坡交易所	妇科专用设备
18	威高股份	01066HK	2004 年 2 月	香港联交所	注射、输血、透析、骨科等耗材
19	科华生物	002022	2004 年 7 月	深交所	生化分析仪、试剂
20	达安基因	002030	2004 年 8 月	深交所	医学检验、病理检验、试剂
21	中国医疗技术	CMED	2005 年 8 月	纳斯达克	体外诊断检验
22	中生北控生物科技	08247HK	2006 年 2 月	香港联交所	体外诊断检验
23	迈瑞医疗	MR	2006 年 9 月	纽交所	监护、体外诊断、超声、放射影像检验设备
24	中国仁济医疗	00648HK	2007 年 7 月	香港联交所	医疗设备租赁及经营
25	鱼跃医疗	002223	2008 年 4 月	深交所	家用、康复、医用供氧器械
26	华熙生物科技	00963HK	2008 年 10 月	香港联交所	美容产品
27	乐普医疗	300003	2009 年 10 月	深交所	心脏介入设备
28	爱尔眼科	300015	2009 年 10 月	深交所	眼科医院
29	泰和诚医疗	CCM	2009 年 12 月	纽交所	影像、放疗设备、肿瘤诊断治疗

序号	企业简称	股票代码	上市时间	上市地点	主营产品及业务
30	阳普医疗	300030	2009年12月	深交所	真空采血系统
31	德海尔医疗	DHRM	2010年7月	纳斯达克	呼吸机、影像、麻醉设备、监护心电设备
32	创生控股	00325HK	2010年6月	香港联交所	骨科介入材料、骨科手术器材
33	九安医疗	002432	2010年6月	深交所	血压计、血糖仪
34	康辉医疗	KH	2010年8月	纽交所	骨科植入材料、骨科手术器材
35	微创医疗	00853HK	2010年9月	香港联交所	心血管、骨科设备
36	尚荣医疗	002551	2011年2月	深交所	医疗设备及医疗系统工程
37	理邦仪器	300206	2011年4月	深交所	监护、心电、超声
38	千山药机	300216	2011年5月	深交所	注射剂生产设备、基因芯片
39	冠昊生物	300238	2011年7月	深交所	再生医学材料
40	宝莱特	300246	2011年7月	深交所	监护、心电、血液透析
41	迪安诊断	300244	2011年7月	深交所	第三方医学诊断机构
42	和佳股份	300273	2011年10月	深交所	肿瘤治疗、影像
43	先健科技	08122HK	2011年11月	香港联交所	心脑血管及外周血管介入器材
44	利德曼	300289	2012年2月	深交所	体外诊断试剂及仪器
45	三诺生物	300298	2012年3月	深交所	血糖仪
46	戴维医疗	300314	2012年5月	深交所	婴儿保育设备
47	博晖创新	300318	2012年5月	深交所	体外诊断仪器
48	凯利泰	300326	2012年6月	深交所	骨科器械
49	泰格医药	300347	2012年8月	深交所	医药CRO，近年进入器械CRO行业

续表

序号	企业简称	股票代码	上市时间	上市地点	主营产品及业务
50	普华和顺	01358HK	2013 年 11 月	香港联交所	骨科植入物及高级输液器产品
51	迪瑞医疗	300396	2014 年 9 月	创业板	检验产品、医学检验实验室整体解决方案
52	九强生物	300406	2014 年 1 月	创业板	生化诊断试剂（"金斯尔"品牌）
53	维力医疗	603309	2015 年 3 月	上交所	麻醉、泌尿、呼吸、血液透析等领域医用导管
54	美康生物	300439	2015 年 4 月	深交所	试剂原料、体外诊断产品、提供第三方医学诊断服务
55	健帆生物	300529	2016 年 7 月	深交所	血液灌流相关产品的研发、生产与销售

资料来源：奥咨达收集整理。

随着国内医疗器械行业的快速发展，我国医疗器械企业开始迅速发展壮大，对资金的需求也越来越多，未来将会出现一股医疗器械企业上市潮，医疗器械类别较多，按照中国医疗器械市场的需求，市场可以容纳百家以上的上市公司。与此同时，许多其他行业的上市公司也会通过并购等方式进入医疗器械行业，为行业增添主力军。预测未来三到五年，国内医疗器械上市公司将突破 100 家。

5.3　产生 3～5 家航母级的医疗器械企业

随着国内医疗需求的持续增加和国家政策的鼓励等多重因素刺激，我国的医疗器械行业在未来几年仍将保持较快的增长速度。但是，参考全球医疗器械行业发展现状，医疗器械行业集中度较低，巨头企业尚未形成。国内医疗器械市场空间大，可以预计，随着行业集中度逐渐提高，我国医疗器械行业的巨头将逐渐形成。

从全球的情况来看，排名前25位的医疗器械公司的销售额合计占全球医疗器械总销售额的60%，而散布在世界各地的数万家医疗器械公司合计只占40%。造成这种现象的原因是强者恒强。近年来，全球范围内医疗器械企业之间的并购重组年平均交易额高达上百亿美元。这一趋势从整体上导致医疗器械产业结构不断优化，大规模企业产生。大型的医疗器械企业具有以下几方面的优势：

（1）话语权和权威性：医疗行业本身是一个保守的行业，讲究话语权和权威性，平台型企业对于颠覆性产品的创新和推广具有绝对的话语权。

（2）行业地位和产品定价权：平台公司能够很大程度上掌握产品的定价权，产品定价能力来自于行业地位。在采购与招标中，大公司处于更有利的谈判地位，产品组合拳的抗风险能力很强。

（3）全球（全国）销售体系：大公司全球化体系的综合销售能力远远胜过单个小公司，销售渠道的资源整合能力强。

（4）人力和资本：吸引更多的人才，获得政府、市场、资金等更多的支持，综合研发能力强。

然而最终胜出的航母级的企业还需具备以下特征：

（1）拥有广泛的医疗终端（医院、诊所、体检中心、检测中心等）；

（2）拥有专业的医疗物流系统；

（3）拥有强大的金融平台；

（4）拥有自主专利，以实现核心产品关联。

5.4　中国将成为全球医疗器械产业中心

在经济全球化的大背景下，企业加强国际协作，立足全球配置资源的需求日益迫切。中国有着丰富的资源和巨大的市场潜力，正成为"世界的制造工厂"。面对快速崛起的中国医疗器械市场，国际医疗器械产业巨头纷纷在中国设立子公司或将生产制造部门甚至研发部门迁至中国。在和国际企业竞争的过程中，我国优质的医疗器械企业快速成长，已逐渐具备参与国际竞争的综合实力和技术水平。经过改革开放30多年的快速成长，中国已在多方面具备了成为全球医疗器械产业中心的基础。下列的六大方面将推动中国成为全球医疗器械产业中心：

1. 国家政策，为医疗器械产业发展保驾护航

作为一个科技密度大、研发难度高的行业，医疗器械行业的发展与国家政策息息相关。自2014年以来，国家政策对于医疗器械行业的扶持力度日益加大，尤其是高性能医疗器械，已列入《中国制造2025》以及国家"十三五"发展规划的重点发展领域，升级成为国家战略产业。与此同时，中国医疗器械行业的相关法规已逐步完善，规范化的市场监管，对促进产业健康发展起到了积极作用，有利于产业规模化发展。

2. 国家的产业升级，"腾笼换凤"为医疗器械产业提供广泛空间

经过改革开放30多年的发展，中国经济已经走到十字路口。人口红利的萎缩、更高的劳动力成本、环境问题以及许多行业逐渐成熟等，都在孕育着产业结构的转型。各地方政府纷纷提出"腾笼换凤"策略，要将过去粗加工、高污染的低端产业，转变为高技术、注重环保和创新的高新技术产业，其中3D打印技术在医疗器械行业得到广泛应用。发展医疗器械的高新技术是市场发展

的趋势。我国医疗器械产业具有智力密集、劳动密集、绿色低碳的优势，创新发展空间很大，是促进发展方式转型升级的重要着力点。医疗器械产业已成为各省市重点支持的对象。例如，山东省在《山东医药产业转型升级实施方案》中提出："加大政策支持力度，加快建设医疗器械经济强省。"浙江省政府办公厅《关于"精准对接精准服务"支持医疗器械产业提升发展的若干意见》中提出："医疗器械产业是国家和浙江省重点扶持的产业，促进产业提升发展对保障改善民生、建设工业强省和打造经济升级版，具有十分重要的意义。"

3. 遍布全国的生物医药园区，为医疗器械产业发展提供有力载体

医疗器械行业是一个多学科交叉、知识密集、资金密集型的高技术产业，进入门槛较高。集群化发展是医疗器械产业的一种有效避险机制和竞争利器。目前，我国生物医药园区遍布全国，各类国家级生物医药园区有（"药谷"、科技园、产业基地）100多个，省级以上生物医药园区有50多个，其中大部分都有在医疗器械领域布局，生物医药园区已经成为我国医疗器械产业发展的主要载体。此外，各项支持生物医药园区发展的政策出台，更为医疗器械产业的发展壮大提供强有力的保障。通过不断加强产业集聚效应，提高产业集中度，大大提高了区域产业整体竞争力。同时，园区内创新优惠政策、高新技术的引入、医疗器械系统化批量化管理、园区不同服务层次提升等方面，已经成为中国进入全球医疗器械产业中心的核心竞争力。

4. 丰富的专业人力资源

人力资源是医疗器械产业发展的劳动力保障。伴随着我国制造业的日渐成熟，大批的产业技术工人也发展壮大起来。大量拥有一定技术能力的产业技术工人（俗称"蓝领工人"）的出现，使得我国具备了承载具有高技术与劳动密集特点的医疗器械产业的人力资源。同时，在高端人才方面，近30年国内清华、上海交

大等一批高校的生物医学工程系培养了大批的本土高素质人才。此外，国家发布的海外引才计划，包括"千人计划""百人计划"等，吸引了很多海外高素质人才。从行业领军人才到流水线上的操作工人，我国均具备承载全球医疗器械产业中心所需的充沛的人力资源。

5. 资本的集聚，为医疗器械产业发展提供充足的资金支持

近年来，医疗器械产业是健康产业中增长最为迅速的领域，已经成为资本市场最为看好的投资热点之一。中国医疗器械行业目前投融资显现出以下特点：专业医疗器械基金在近两年中不断地建立；投资并购资本越来越大，投资和并购越来越频繁。动辄千万甚至过亿资本的流入，表明医疗器械行业正处于一个蓬勃发展阶段。

6. 其他行业的资本巨头进入

医疗大健康产业是国家的战略支柱性产业，而且医疗器械是一个多学科交叉的行业。很多其他产业的龙头都看好医疗器械，从他们涉及的医药、机械、电气、软件、化学、互联网，甚至房地产行业，向医疗器械行业进军。其他行业资本的大量流入为医疗器械行业的发展不断提供资金保障，使得医疗器械行业能够高速地发展。因此，医疗器械行业投融资持续火热，有力地解决了行业发展中的资金问题；其他产业带来的技术力量，也使得医疗器械产业在整体产品的技术升级上有了飞速的进步。

未来十年，中国将成为全球医疗器械产业中心。

参 考 文 献

［1］Medical Device Definition［EB/OL］. https：//www. fda. gov/MedicalDevices/Device-RegulationandGuidance/Overview/ClassifyYourDevice/ucm051512. htm.

［2］苏震波. 关于医疗器械行业投资看这一篇就够了［EB/OL］. http：//mt. sohu. com/20160922/n468965539. shtml.

［3］EvaluateMedTech 2016 年报.

［4］中投顾问产业研究中心. 中国医疗器械行业市场规模分析. https：//wenku. baidu. com/view/c32ce83708a1284ac95043ee. html？re = view.

［5］第一医械资讯. 史上最严医械临床核查：禁 5 年注册权 + 全面检查！https：/mp. weixin. qq. com/s？ __ biz = MzI0MTE4NDcyNA = = &mid = 2672583085&idx = 1&sn = 5e60e75db70a35437cfe82df7efb2394&chksm = f3b7bb16c4c032009d365f420dea412c67dcca86e9a162185092b38507557939f69e8a3fc524&scene = 21.

［6］刘清峰. 医疗器械临床试验数据自查与企业退出市场［J］智慧健康，2016（3）：3 - 4.

［7］国药励展展览有限公司. 2016 中国医疗器械产业投融资蓝皮书.

［8］2020 年我国骨科器械 行业规模将达 310 亿元. http：//www. cnpharm. com/yiliaoqixie/cygc/2016/1028/103271. html.

［9］国泰君安证券研究所. 心脏病造就千亿美元市场 国内介入器械行业前景良好.

［10］叶苏，李敬雷. 医疗器械专题：平台的路径［EB/OL］. http：//pg. jrj. com. cn/acc/Res/CN_ RES/INDUS/2014/5/28/051a2c10 - 21fd - 4298 - a516 - 6b9a65a06f0e. pdf.

［11］科技日报. 本土企业抢占数字医疗影像市场要突破"三高"［EB/OL］. http：//news. xinhuanet. com/tech/2014 - 08/06/c_ 126838224. htm.

［12］中国证券报. 健康中国规划征意见 医疗器械最受益［EB/OL］. http：//news. cnstock. com/industry/sid_ rdjj/201512/3650253. htm.

［13］21 世纪经济报道，康复医疗迎政策红利 资本布局千亿市场.

［14］天风医药行业报告：化学发光，国产品牌在燃烧的远征中日夜兼程.

［15］中国医药报. 上半年高值医用耗材出口上扬 12% 对欧贸易迎来高速增长期［EB/OL］. http：//finance. china. com. cn/industry/medicine/yyw/20161014/3939505. shtml.

后　记

　　医疗器械产业是一个充满着阳光、饱含着绿色、孕育着生机的蓬勃发展的健康产业。同时，医疗器械产业也是技术含量高、资本密集、全国重点布局、优先发展的产业。我国医疗器械产业由小到大，迅速发展，现已成为一个产品门类比较齐全、创新能力不断增强、市场需求十分旺盛的朝阳产业。但是，中国医疗器械行业也面临着行业集中度低、企业规模小、企业分布较散，大型外企垄断高端医疗器械市场的现状。在这机遇与挑战并存的时代，中国医疗器械产业如何快速转型，抓住发展机遇，成为医疗器械的制造强国以及全球的医疗器械产业集聚中心，这是值得我们每个从业者思考的命题。

　　作为立足中国、面向全球的综合医疗器械服务提供商，奥咨达期待在中国医疗器械行业变革的时代，记录行业发展的足迹，分享行业的成长动态，瞭望行业前进方向，《2016奥咨达医疗器械行业蓝皮书》因此应运而生。

奥咨达医疗器械服务集团蓝皮书专家组